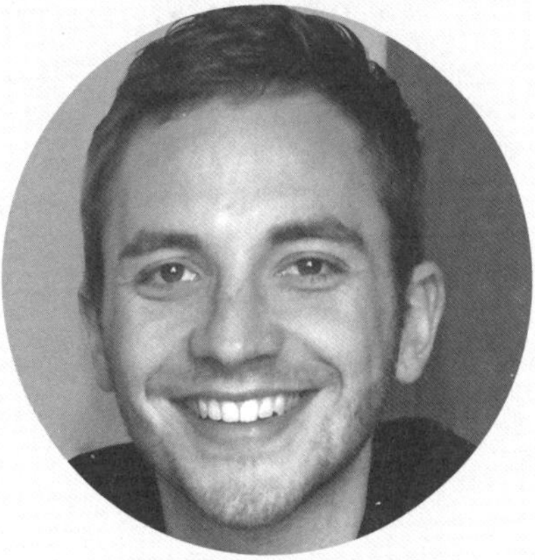

Für Kay
in unendlicher
Liebe

Prolog

... und von einem Augenblick zum anderen ist nichts mehr, wie es war.

Plötzliche Schockstarre. Gefangen wie unter einer Glasglocke. Gefühle und Gedanken überstürzen sich. Geräusche dringen wie durch einen Nebel in das Bewusstsein. Ich höre Worte, verstehe aber ihre Bedeutung nicht. Bin unfähig, einen klaren Gedanken zu fassen, geschweige denn, strukturierte Entscheidungen zu treffen. Der Tod ist ohne Vorwarnung in unsere Familie eingebrochen. Eine unvorstellbare Katastrophe! Völlig unvorbereitet wird uns der Boden unter den Füßen weggerissen. Das Seil fehlt, das an jedem gefährlichen Berggrat und Abgrund befestigt ist, damit man sich daran festhalten und entlanghangeln kann, bis wieder sicherer Boden unter den Füßen zu spüren ist.

In der schlimmsten Zeit unseres Lebens benötigten wir Hilfe und Unterstützung von unserer Familie, von Freunden und von Fachkräften.

Unser Leben hatte sich in eine Tragödie verwandelt.

Schon bald nach Kays tödlichem Unfall spürte ich, dass ich ein Buch über alles Erlebte schreiben möchte. Es ergaben sich in kürzester Zeit so viele Hinweise, dass sein Tod nicht *„zufällig"* gekommen war.

Kay, ein unglaublich positiver und lebensbejahender junger

Mann mit 22 Jahren, hatte für alle immer ein offenes Ohr, eine helfende Hand und ein sehr fürsorgliches Herz. Dieser junge Mensch hatte sich für den Himmel vorbereitet, auch wenn es nicht bewusst geschah.

Ich erzähle von Wundern und Zeichen, die wir seit Kays Unfall erlebten und welche Nähe wir zu ihm spüren – von der ersten Stunde an, als wir am Unfallort eintrafen, bis zum heutigen Tag. Unbekannte Möglichkeiten, die der Himmel für uns alle bereithält, unterstützten uns darin, diese völlig neue Lebenssituation anzunehmen. Aus der tiefsten Dunkelheit und Eiseskälte der Trauer spüren wir wieder wärmende Sonnenstrahlen der Hoffnung. Die Vorfreude auf unser Wiedersehen im Himmel schenkt uns Frieden. Unser christlicher Glaube wurde in dieser Zeit für uns zu einer festen Gewissheit.

Mit unseren Erlebnissen will ich kleine Lichtblicke senden und zum Aushalten der Trauer ermutigen. Um das Unfassbare annehmen zu können, bedarf es vieler kleiner Schritte. Diese schwere Zeit fordert täglich neu zum *„Überlebenskampf"* heraus. Immer wieder meldet sich der Schmerz unerbittlich und lässt uns zusammenbrechen. Sehr oft fühlten wir uns als Opfer eines ungerechten Schicksals.

Doch die Trauer bietet auch Chancen, mit uns selbst achtsam und verantwortlich umzugehen. Sie führt uns in neue unbekannte Dimensionen. Auf der Suche nach unseren Lieben in ihrem *„Himmel"* werden unsere Sinne geschärft. Wir lernen, unseren Wahrnehmungen zu vertrauen. Die subtilen Hinweise ihrer Nähe werden uns immer bewusster und trösten uns. Die Trauer fordert uns zu Entscheidungen auf. Bleiben wir in unserem unerträglichen Schmerz verhaftet oder sehen wir auch die schönen Momente in unserem Leben? Es ist elementar wichtig, den Sinn unseres Lebens wieder zu sehen und uns für die Rückkehr ins eigene Leben zu entschließen. Diese Entscheidung fällt schwer und kostet enorm viel Kraft, insbesondere wenn ein Kind gehen musste. Eine der schlimmsten Erfahrungen, die Eltern, Geschwister und alle Angehörigen erleben müssen.

Ich wünsche mir mit diesem Buch Herzen zu berühren, Wahrnehmungen zu stärken, Hoffnungslosigkeit in Zuversicht zu verwandeln und Augen und Sinne für das *„Unsichtbare"* zu öffnen. Es darf Trost spenden und Emotionen in uns wachrufen. Halt geben und Verständnis wecken. Wer mag, kann es zu einem liebevollen Begleiter oder zu einem Kompass werden lassen, der durch die verschiedenen Phasen der eigenen Trauer führt.

Es ist unsere eigene Geschichte, unsere Trauerbewältigung und unsere Sichtweise vieler Erlebnisse und Zusammenhänge. Ob diese für möglich erachtet oder als Wunschdenken eingestuft werden, darf jeder selbst für sich entscheiden. Ich freue mich, wenn ich dazu animieren kann, über das Leben und ein Leben nach dem Tod nachzudenken. Unsere Geschichte ist ein Beispiel dafür, wie schnell wir geliebte Menschen verlieren können.

Ich empfand es als einen Auftrag von Kay, aus allem Erlebten etwas Gutes entstehen zu lassen. Ich wollte, dass der tödliche Unfall von ihm nicht umsonst war. Es ist für mich wie ein Vermächtnis an mein Kind, dieses Buch zu schreiben. Zur Erinnerung an ihn, seine wunderbare Art Mensch zu sein – zu leben, zu lachen, zu lieben, mitzufühlen und DA zu sein.

... und nun lade ich Euch herzlich zu einer gemeinsamen Wanderung ein – entlang am Seil – bis wir wieder festen Boden unter den Füßen spüren.

Der Unfall

... warum Du?

Sonntag, 30. März 2014

Ein wunderschöner Sonntag, der Beginn der Sommerzeit – die Temperaturen stiegen auf 24 Grad, strahlend blauer Himmel und die besten Bedingungen für eine kleine Motorradtour. Kay hatte sich mit seinem Cousin Yves und seinem Onkel Markus verabredet, eine kleine Tour in den Schwarzwald zu machen. Kay selbst wollte lieber mit seinem Motorroller (400 ccm – fast ein vollwertiges Motorrad) fahren, da ihm das 1300 ccm-Motorrad von seinem Vater Andreas zu schwer und zu groß war. Sie wollten sich gegen 14 Uhr treffen. Als gelernter Kfz-Mechatroniker war es für ihn immer wichtig, dass die technischen Rahmenbedingungen stimmten und so wollte er vor der Tour noch den Reifendruck überprüfen. Ausgerüstet mit Motorradstiefeln, Handschuhen und Helm kam er zu mir auf die Terrasse heraus, um mich zu umarmen und auf Wiedersehen zu sagen. Ich pflanzte gerade Stiefmütterchen (Kay nannte sie als Kind immer *„Großmütterchen"*) in einen Topf ein, als er bemerkte, dass er noch etwas vergessen hatte. Also ging er nochmals nach oben und als er sich zum zweiten Mal von mir verabschiedete, zeigte ich ihm das *„Tränende Herz"*, das ich gerade einpflanzen wollte. Er strahlte und meinte, dass er als kleiner Junge immer auf diese Tränen gedrückt hätte. Er umarmte mich nochmals, wir wünschten uns gegenseitig einen wunderschönen Mittag.

... und dann fuhr er los ...

Ich war gerade damit fertig, meine kleinen Frühlingsblumen einzupflanzen, als das Telefon klingelte. Meine Schwägerin Monika war am Telefon und wollte wissen, wann Kay denn käme. Ich schaute auf die Uhr und sagte, dass er schon seit fast einer Stunde weg ist und längst da sein müsste. Sie meinte, dass er nicht an sein Handy ginge, obwohl Yves mehrmals probierte, ihn zu erreichen.

Ich fragte meinen Mann Andreas, ob Kay ihm etwas gesagt hatte, ob er noch etwas erledigen wollte oder eine Probefahrt machen würde, bevor sie losfahren wollten, aber er wusste auch nichts. Er probierte selbst noch einmal, ob er ihn telefonisch erreichen könnte, aber auch da ging Kay nicht ans Handy. Andreas hatte gleich das Gefühl, dass etwas nicht stimmt. Wir fuhren los, um zu schauen, ob er vielleicht eine Panne hatte und irgendwo stand. Schließlich konnte auch der Akku des Handys leer sein. Mein Bruder und Neffe fuhren auch los, um von der anderen Seite der Strecke kommend, nach Kay zu suchen. Mit unserer Schwägerin vereinbarten wir, dass wir uns melden, wenn wir Kay gefunden hatten.

Wir fuhren die Strecke ab, die Kay gefahren war und nach fünf Kilometern bogen wir auf eine Bundesstraße ab, die in den Wald führt. Da stand schon ein Polizeiauto quer, um eine Weiterfahrt zu verhindern. Andreas sagte sofort: *„Oh, das sieht nicht gut aus!“* Wir fuhren direkt darauf zu und der Polizist meinte, dass wir nicht weiter fahren könnten, es sei ein Unfall passiert. Auf meine Frage, ob ein Motorroller beteiligt sei, sah er mich völlig erstaunt an und ich sagte ihm, dass wir unseren Sohn Kay suchen. Er bat uns, kurz zu warten und nun ging ein für uns endloser Funkkontakt zwischen den Kollegen der beiden Polizeisperren los. Zwischendurch wurden für mich völlig nebensächliche Fragen gestellt, aber nur, wie sich später herausstellte, um Zeit zu gewinnen, weil man nicht wusste, wie man mit Eltern am Unfallort umgehen sollte, deren Kind soeben tödlich verunglückt war.

Ich stand vor dem Auto und wartete. Andreas saß im Auto um unsere wartende Schwägerin zu informieren, dass ein Unfall passiert war. Endlich kam ein Polizist auf mich zu und bestätigte, dass es sich bei der verunglückten Person um Kay handelte. Ich schaute ihn fragend an und erwartete, dass er mir sagen würde, dass es glimpflich ausgegangen war, dass der Roller zwar beschädigt aber bei Kay alles in Ordnung sei, oder dass er vielleicht leichte Verletzungen hätte, der Krankenwagen aber schon vor Ort sei. Aber er sagte:

„Jetzt müssen Sie sehr stark sein! Der Unfall hatte tödliche Folgen."

Das Wort *„tödlich"* war so unfassbar und unwirklich, ich konnte die Tragweite in diesem Moment nicht erfassen. Er hätte auch Chinesisch mit mir sprechen können, ich hätte es genauso wenig verstanden. *T O T ???* Meine Knie gaben nach, ich fiel auf den Boden und ich rief immer wieder nur *„NEIN!"*, *„NEIN!"*, *„NEIN!"*.

Andreas hob mich auf und wollte sofort an die Unfallstelle fahren, der Polizist gab uns aber die Auskunft, dass ein Bestatter Kay schon abgeholt hätte und wir nicht an den Unfallort könnten. Mein Mann blieb aber standhaft. Wir mussten unbedingt an die Unfallstelle, um zu begreifen, was in der vergangenen Stunde passiert war. Andreas ließ sich nicht beirren und teilte den Polizisten mit, dass er jetzt sofort fahren werde. Der Polizist sah ein, dass er uns nicht aufhalten konnte und so begleiteten sie uns zum Unfallort. Die Fahrt in Schrittgeschwindigkeit schien eine Ewigkeit zu dauern und wir hatten immer noch die verzweifelte Hoffnung, dass es sich um einen Irrtum handelte. Wenn ich daran zurückdenke, erscheint es unwirklich bis zum Schluss zu hoffen – *Bitte lieber Gott, BITTE!!!* – lass es jemand Anderes und nicht das eigene Kind, unser Kay, sein. Tausend Gedanken schwirrten mir durch den Kopf. Kay konnte es gar nicht sein – er war immer so vorsichtig mit dem Motorroller gefahren. Andreas hatte immer bestätigt, dass er lieber hinter einem Auto herfuhr, als kurz und zackig zu überholen. Es gab überhaupt keinen Grund, dass er es sein konnte. Wir würden das schon aufklären können, dass es nicht Kay war, der da verunglückte.

Bitte, lieber Gott, BITTE! Das kannst du uns doch nicht antun! ALLES - aber nicht unsere Kinder, nicht unseren Kay! Ich hatte doch diesen Deal mit dir abgesprochen, als David, der Sohn einer lieben Freundin, vor sechs Jahren tödlich verunglückte. Damals sagte ich dir, als ich seine Mutter tröstend umarmte, dass ich alles ertragen kann, aber nicht, dass du mir eines meiner Kinder nimmst. Kannst du dich daran erinnern? Ich hatte es mit dir so abgemacht! Ich habe dir immer vertraut. So viel erlebte ich schon in meinem Leben! Du hast mich immer durch deine besonderen Engel durch diese tiefen Täler begleitet. Deshalb habe ich doch auch diese intensive Verbindung zu ihnen. Und jetzt vertraute ich auf dich, dass ich nicht durch das nächste Tal muss. Es darf jetzt auch wirklich mal nur eine normale und gerade Strecke sein. Berge habe ich genug versetzt! Mir war schlecht, ich konnte fast nicht atmen und doch betete ich stumm und inständig immer wieder wie ein Mantra diese Worte: *„Bitte lieber Gott! BITTE! NICHT UNSER KAY!!!“*

Nein, es ist nicht unmenschlich oder egoistisch, in diesem Moment diese Gedanken zu haben. Natürlich wollte ich nicht, dass eine andere Familie dieses Herzeleid erleben sollte. Aber es ist der Beschützerinstinkt einer Mutter, die ihr eigenes Kind vor etwas Schrecklichem bewahren will.

Nach ungefähr 700 Metern hielt der, vor uns herfahrende, Polizeiwagen an. Wir konnten, auf dieser ansonsten stark befahrenen Landstraße, ungestört laufen. Das war befremdlich, ebenso die Stille um uns herum. Wir hörten Vögel zwitschern. Ein schöner und warmer Frühlingstag, genau der richtige Zeitpunkt, um einen ausgedehnten Spaziergang zu machen. Und nun liefen wir hier auf der Straße völlig frei, ohne Autos, die normalerweise an einem vorbeirauschten. Vor uns sahen wir Einsatzfahrzeuge der Rettungskräfte und wir gingen an diesen Wagen vorbei. Wir sahen schon aus der Entfernung den völlig zerstörten Roller auf der linken Straßenseite liegen, der uns die unfassbaren Ausmaße und gewaltige Kraft des Unfalls verdeutlichte.

Hand in Hand gingen Andreas und ich zielstrebig auf den Roller zu. Plötzlich nahm ich in meinem Schockzustand auf der rechten Straßenseite eine graue Decke wahr und wusste, dass da unser Kind lag.

Ich drückte die Hand von Andreas und sagte zu ihm:

„Da liegt er – da liegt KAY!“

Erst in diesem Moment nahm Andreas die Decke wahr. Völlig außer Kontrolle liefen wir auf unser Kind zu, als Polizisten versuchten, uns abzuwehren, um Kay nicht anzuschauen. Das war in diesem Moment für uns eine übertriebene Vorsichtsmaßnahme. Nichts und niemand hätte uns daran hindern können, unser Kind zu sehen. Wir mussten wissen, wie schwer verletzt er war und es war uns völlig egal, wie er aussah. Widerwillig nahm der Polizist die Decke weg und wir sahen Kays Oberkörper.

Da lag er, so friedlich – unser Kayli.

Ich kniete mich zu ihm, streichelte ihn und fragte nur: *„Bohni, was ist denn passiert?“* Ich sah seinen leblosen Körper, der noch warm war, vor mir liegen. Während ich mich über ihn beugte, spürte ich, dass er neben mir stand. Er war da und konnte mir in diesem Moment, für uns nicht hörbar, antworten. Als ich nach oben zu meinem Mann schaute, war der Himmel in einem strahlenden Glanz. Ich wusste, dass sich alle Engel versammelten, um uns nahe zu sein. Kay stand bei ihnen – mittendrin. Ich hatte das Gefühl, als würde plötzlich eine Decke um mich gelegt. Schützend, getragen, gehoben. Schwer zu beschreiben. Ich erlebte, welches Wunderwerk unser Körper ist. Solange ich die Tatsache, dass Kay tatsächlich tot war, nicht verkraften konnte, wurde ich beschützt. Mein Gehirn versetzte mich in eine Totenstarre. Die Realität fand keinen Zugang mehr. Als ich aufstand und wir unser Kind dort liegen lassen mussten, begann für uns die unwirklichste Zeit unseres Lebens.

... starr vor Entsetzen tat sich ein gähnender Abgrund vor uns auf, der Boden unter unseren Füßen war weg, es gab kein Seil, an dem wir uns festhalten konnten und es wurde in einem Augenblick stockfinstere Nacht.

Wir gingen zu unserem Auto zurück, vorbei am Abschleppwagen und fuhren in Schrittgeschwindigkeit an unserem, nun wieder zugedeckten, Kind vorbei. Unfassbar, welche Tragödie gerade geschehen war!

Völlig betäubt, vor Fassungslosigkeit und Schmerz, fuhren wir das letzte Stück durch den Wald bis zur zweiten Straßensperre. Dort standen weitere Polizeiwagen, ein Krankenwagen, ein Notarzt und eine Notfall-Seelsorgerin. Wir parkten das Auto am Straßenrand und stiegen aus. Alle schauten zu uns und ich sah meinen Bruder Markus mit Yves, 15 Monate jünger als Kay und immer unzertrennlich, kreidebleich auf uns zukommen.

Worte können dieses erste Zusammentreffen mit Yves und Markus, nach dem zuvor Erlebten, nicht beschreiben. Markus sagte mir später, dass er mich nicht erkannt hätte, wenn er nicht gewusst hätte, dass ich seine Schwester bin. Mein Gesicht war erstarrt. TOT! Ja, es war genau so, als wäre ich soeben an der Unfallstelle mit meinem Kind gestorben – mein Herz konnte es nicht verkraften, nicht diesen mörderischen Schmerz ertragen. Gab es eigentlich auch noch Erbarmen? Mildernde Umstände? Hatten wir etwas verbrochen? Was war denn das für ein Schicksal, das immer und immer wieder eine Tragödie nach der anderen zuließ? Ich stand da, starr vor Entsetzen, und konnte keinen klaren Gedanken mehr fassen. Die Notfallseelsorgerin versuchte, mich in die Realität zurückzuholen, fragte mich irgendwelche banalen Dinge, die ich weder beantworten wollte noch konnte. Ich schob sie zur Seite und meinte, dass ich selbst Systemische Beratungen durchführe, dass ich schon weiß, wie man mit solchen Situationen umgeht, (obwohl ich in diesem Moment überhaupt nichts mehr wusste. Und übrigens – welche Situation?!). Ich sagte ihr auch, dass ich einen festen Glauben an ein Weiterleben nach dem Tod habe. Ich wollte, dass sie endlich ging und nicht, dass ich über Dinge nachdenken sollte, die nicht wahr sein konnten! Ich hatte einen Deal mit Gott! Was erzählte sie mir denn ständig von Engeln und tollen Dingen, die alle im Himmel möglich waren? Mein Kind war gerade gestorben! Ich verstand die Welt nicht mehr! Wie sollte ich denn verstehen, was im Himmel so alles geschieht? Endlich ließ sie mich in Ruhe und ich konnte mich an Yves und Markus festhalten.

Markus und Yves erfuhren die furchtbare Gewissheit bereits durch einen Polizisten an der anderen Seite der Absperrung, als sie mit ihren Motorrädern eintrafen. Der Schock war auch für sie so groß, dass Yves direkt auf seinem Motorrad zusammensackte. Sie wurden in das Polizeiauto gebracht, damit sie sich setzen konnten. Dort warteten sie auf uns. Über den Polizeifunk erfuhren sie, dass die Eltern am Unfallort gerade eingetroffen und die Polizisten völlig verunsichert und überfordert waren. Sie fragten die Kollegen, wer denn die Eltern benachrichtigt hätte und was sie jetzt machen sollten. Die Notfallseelsorgerin war schon auf der anderen Seite der Absperrung bei Markus und Yves. Um zu verhindern, dass wir zur Unfallstelle fahren, sagte uns der Polizist, dass Kay schon vom Bestatter abgeholt worden sei.

Der Notarzt kam auf uns zu und kondolierte uns zunächst. Er war sehr einfühlsam, und doch wirkte es grotesk. Ich konnte einfach nicht annehmen, dass hier etwas passiert war, das sich mein Verstand nicht vorstellen und auf keinen Fall zulassen konnte. Wir wollten unbedingt von ihm wissen, was vor ein paar Minuten geschehen war und warum Kay diese schweren Verletzungen nicht überlebte. Er erklärte uns, dass bei dem Aufprall des Motorrollers mit der Leitplanke so starke Kräfte gewirkt hatten, dass Kay direkt einen Genickbruch erlitt und sofort tot war. Er musste nicht leiden. Was für ein Trost! Wenigstens musste er nicht leiden, wenn es schon sein Leben gekostet hatte! Nachdem er uns nun soweit alles gesagt hatte, fragte er mich, ob ich irgendwelche Beruhigungsmittel benötige und ich verneinte dankend. Beruhigungsmittel? Ich stand doch schon völlig erstarrt da, zu keiner Bewegung fähig – wozu auch noch Beruhigungsmittel? (Natürlich haben auch diese Mittel ihre Berechtigung, aber ich wollte jetzt nichts einnehmen. In diesem Moment war mir jedoch nicht bewusst, welche weittragenden Folgen noch auf mich zukommen sollten.) Ich wollte bei klarem Verstand sein, damit ich vernünftige Entscheidungen treffen konnte. Dass ich dazu gar nicht fähig war, merkte ich erst in den nächsten Stunden und Tagen.

Eine völlig abstruse Situation, fernab von Gut und Böse. Ein nicht enden wollender Alptraum! Solche Träume habe ich so gut wie nie und wollte jetzt unbedingt sofort daraus erwachen! Ich konnte auch dieses Gedankenkarussell nicht stoppen, alles wirbelte durcheinander. Es waren immer die gleichen Gedanken, die sich ständig den Ball zuwarfen: *„Nein, das kann gar nicht sein"* und dann *„Du hast es doch mit deinen eigenen Augen gesehen!"*

Andreas sprach noch mit dem Notarzt und anschließend mit den Polizisten. Er wollte detailliert wissen, was sie herausgefunden hatten. Sie alle konnten sich nicht erklären, warum Kay gestürzt war. Er ist nicht zu schnell gefahren. Er war immer vorsichtig, wenn er ein Zweirad bestieg und war nie übermütig oder risikofreudig. Sie fragten, ob der Roller irgendeinen Defekt hatte, aber Andreas war zwei Wochen vorher noch beim TÜV gewesen. Der 400 ccm Motorroller war in einem top Zustand. Der TÜV-Prüfer wollte ihm den Roller sogar sofort abkaufen. Es ergab keinen Sinn, warum es zu diesem schweren Sturz gekommen war.

Nach diesen klärenden Gesprächen beschlossen wir, zunächst Yves nach Hause zu fahren. Es war unmöglich für ihn, auf dem Motorrad zu sitzen und selbst zu fahren. Markus kam mit seinem Motorrad nach, was mich sehr wunderte. Ebenso, dass Andreas noch Auto fahren konnte. Ich sah zwar die Straße, aber ich spürte meinen Körper nicht mehr. Alles war vor meinen Augen verschwommen. Wir würden jetzt nach Hause fahren und ich war unfähig zu begreifen, dass Kay nie mehr zur Tür hereinkommen, nie mehr laut *„Hallo"* rufen würde.

Als erstes riefen wir seine Schwesterherzen (wie Kay die beiden liebevoll nannte) Jenny und Nina an, da Andreas sie zuvor aus dem Auto nicht erreichen konnte, um sie über das gerade Erlebte zu informieren. Die drei Geschwister waren immer unzertrennlich. Egal wie viele Kilometer sie trennten, sie bildeten eine sehr liebevolle Einheit.

Unsere Tochter Nina war bei den Eltern ihres Freundes ca.120 km von Karlsruhe entfernt. Da sie nicht ans Handy ging, riefen wir bei ihrem Freund Mario an. Er gab Nina das Telefon und ich sagte ihr, dass Kay tödlich verunglückt ist. Ihr fiel das Handy aus der Hand und ihre Knie sackten direkt weg. Es folgte ein kurzer Black Out. Nach einigen Minuten, in denen sie sich gefangen hatte, rief sie zurück. Wir berichteten ihr, was soeben geschehen war. Ich konnte meinen eigenen Worten nicht glauben und das soeben Erlebte nicht realisieren.

Jenny war im Auto auf dem Weg zu uns nach Hause, als Andreas ihr mitteilte, dass Kay gestorben ist. Sie konnte gerade noch eine Parklücke ansteuern, um die unfassbare Nachricht abfedern zu können. Wie sie anschließend erzählte, bekam sie vor Schreck keine Luft mehr und war minutenlang unfähig weiterzufahren. Als sie endlich bei uns zu Hause ankam, erlebte sie die schlimmsten Minuten ihres bisherigen Lebens.

Ich handelte tatsächlich so, als würde ich aus diesem Alptraum jeden Moment erwachen. Ich wusste, dass ich Kay, sobald er zu Hause war, diesen schlimmen Traum gleich erzählen musste. Und wir würden lächeln. Dankbar und überglücklich, dass wir dieses Horrorszenario, Gott sei Dank, nicht wirklich erleben mussten!

Als wir zu Hause ankamen, wartete Jenny schon auf uns. Sie hoffte bis zu diesem Moment, dass sie sich verhört hatte und dass es sich um einen Bekannten von uns, der auch Kay heißt, handelte. In dem Moment, als ich zur Tür hereinkam und sie mich sah, wusste sie, dass es ihr geliebter kleiner Bruder war, der soeben tödlich verunglückt war.

Es war unfassbar!

Weinend und stockend und nach Halt suchend, erzählten wir ihr kurz, was geschehen war. Sie sagte uns später, dass wir in unserem Schock wohl gleich ans Telefon gingen, um zunächst alle Geschwister zu informieren. Sie selbst erfuhr erst nach und nach, was passiert war. Es ist unbeschreiblich, welche Reaktionen die Nachricht von Kays Unfall bei allen auslöste. Andreas und ich reagierten völlig mechanisch. Nummer aus dem Telefonbuch wählen, auf grün drücken und auf das Freizeichen warten. Unsere Geschwister freuten sich zunächst, als sie die ihnen bekannte Telefonnummer sahen und begrüßten uns freudig. In dem Moment, als ich ihnen die furchtbare Nachricht mitteilte, hörte ich einen kurzen Aufschrei am anderen Ende der Leitung und dann: *„Wir kommen sofort!"*

Als Nina nach ca. einer Stunde, und einer gefühlt nicht enden wollenden Fahrt, bei uns zu Hause eintraf, öffnete ihre Schwester Jenny die Tür. Diesen Moment werden beide nie vergessen! Ein Blick – der Schmerz war unerträglich – ihr geliebter Bruder Kay war nicht mehr da! Weinend umarmten sie sich minutenlang und suchten gegenseitig Halt und Trost. Als Nina mich sah, sackten ihr die Beine erneut weg und wir mussten sie stützen. In diesem Moment traf sie die furchtbare Gewissheit, dass Kayli wirklich nicht mehr da war, mit solch einer Wucht, dass ihr die Beine versagten.

Wir fühlten uns wie in eine Totenstarre versetzt. Unser Gehirn hatte Hormone ausgeschüttet, damit unser Körper diesen Schock überleben konnte. Seele und Geist fehlte nun die Verbindung, das Gefühl wurde von unserem Verstand abgespalten. Wir funktionierten nur noch wie Roboter.

Im Laufe der nächsten zwei Stunden kamen über dreißig Personen zu uns nach Hause. Fassungslos standen wir da, erzählten immer wieder, was in jeder einzelnen Minute geschehen war. Wir weinten, schwiegen, hielten uns in den Armen. Alle Lebendigkeit war in diesen Stunden in unseren Herzen und Gedanken erloschen.

Wir empfanden es sehr tröstlich, dass innerhalb von einer Stunde auch drei Seelsorger unserer Kirche zu uns nach Hause kamen. Sie waren über Kays Unfall informiert worden und standen uns sofort in unserem Schmerz zur Seite. Es war ein Kommen und Gehen, nur wir blieben zurück. Ungläubig, unbeweglich, erstarrt in unserer eiskalten und unbarmherzigen Trauer.

Kay hatte am Vortag noch für seine Arbeitskollegen im Geschäft ein gemeinsames Grillen organisiert. Alle waren gekommen und so sahen sie Kay an diesem Samstag zum letzten Mal. Er brachte einige Baguettes zurück, die übrig geblieben waren. Bevor er aus der Küche ging, sah ich die Brote und fragte ihn, wer denn jetzt die Brote essen sollte? Wir waren doch nur zu dritt zu Hause. Seine Antwort war klar und deutlich: *„Das wird heute schon noch gegessen werden."*

Welche Bedeutung diese Aussage haben sollte, war mir zu diesem Zeitpunkt noch nicht klar. Am späten Abend wurden diese Brote jedoch tatsächlich dankbar angenommen und gegessen.

… die mit Tränen säen, werden mit Freuden ernten.
Psalm 126, 5

Vorzeichen

... was nur das Herz versteht.

Am Abend saßen die Geschwister von Andreas und mir, zusammen haben wir acht Geschwister, mit ihren Familien sowie Freunde bei uns. Wir waren alle in der Trauer um unseren Kay vereint. Fassungsloses Schweigen, unaufhörliche Tränen, ein nie gekannter Schmerz. In diesen Stunden erzählten einige von den letzten Erlebnissen mit Kay. Langsam kristallisierte sich ein Bild heraus, das uns zeigte, dass Kay nicht wissentlich, aber dennoch intuitiv eine Vorahnung von seinem Tod gehabt haben musste. Wie sich herausstellte, hatte er sich im Vorfeld von vielen lieben Menschen bereits unbewusst verabschiedet.

Es begann am 29. Dezember 2013, als er mit Ninas Freund Mario, dessen Vater Heinz und weiteren Freunden in Oberstdorf zum Skispringen war. Er erlebte dieses sportliche Event dort zum ersten Mal und war total glücklich, dass er dabei sein konnte. An diesem Tag sagte er zu Heinz: *„Heinz, dass wir das noch zusammen erleben dürfen."* Bei Kays humorvoller Art an sich kein Grund, über diesen Satz genauer nachzudenken. Heinz wunderte sich dennoch darüber, weil er es mehrmals an diesem Tag zu ihm sagte und Heinz kurz davor war zu fragen: *„Sag mal Kayle, willst du sterben?"*

Zwei Wochen später, im Januar 2014, kam ein langjähriger Freund von uns zu Besuch. Er war zu diesem Zeitpunkt schon sehr von seiner Krebserkrankung gezeichnet. Als er sich verabschiedete, sagte Kay zu ihm: *„Norbert, ich freue mich darauf dich wiederzusehen, wo auch immer."*

Das erzählte Kay seiner Tante Monika am Donnerstag, 27. März 2014. Norbert war einen Tag vorher an den Folgen seiner Krankheit verstorben. Kay verunglückte vier Tage später tödlich – am 30. März 2014.

Kay erfüllte sich seinen Traum und kaufte sich ein wunderschönes schwarzes, spritziges, neues Auto. Er war so glücklich und fuhr oftmals kleine und größere Umwege, damit er es richtig genießen konnte.

So fuhr er auch zwei Wochen vor seinem Unfall, an einem wunderschönen Abend nach der Arbeit, zum Grab seiner Oma Olga. Das war ungewöhnlich, da der Friedhof ungefähr zwanzig Kilometer entfernt ist. Die Grabpflege übernahm ihr ältester Sohn, der direkt an diesem Friedhof wohnt. Abends kam Kay freudestrahlend nach Hause und ließ mich raten, wo er denn heute noch gewesen sei. Ich hatte natürlich keine Ahnung und nach einigen falschen Rateversuchen sagte er: *„Mom, ich war heute bei Oma Olga auf dem Friedhof"*, und strahlte mich an. Ich freute mich darüber, dass er sich die Zeit nahm, um bei seiner Oma am Grab einmal kurz vorbeizuschauen. Er war richtig glücklich darüber.

Kay hatte sein neues Auto noch selbst getunt. Deshalb vereinbarte er für Freitag, den 21. März 2014, in einer Spezialwerkstatt in Ulm einen Termin zur Messung auf dem Leistungs-Prüfstand und zur TÜV-Eintragung. Anschließend fuhr er zu einem Freund nach Regensburg, den er unbedingt besuchen wollte.

Er vereinbarte mit seiner Schwester Nina, dass er das Wochenende bei ihr in München verbringen würde. Er wollte gerne mit ihr, seiner Tante Elli und seinen Cousinen den Zoo besuchen.

Dort waren gerade kleine Eisbärzwillinge geboren worden. Da es aber zeitlich nicht mehr klappte, verschoben sie diesen Besuch auf einen anderen Zeitpunkt.

(Diesen Besuch im Spätsommer erlebte Kay von seinem höheren Blickwinkel – aus dem Himmel. Dass er zu diesem Zeitpunkt dabei war, zeigte sich ihnen in dem Moment, als sie alle vier am Eisbärgehege standen und plötzlich eine Frau, die etwas abseits stand, „*Kay!*" rief. Sie suchte nach ihrem kleinen Jungen – dass dieser ausgerechnet Kay hieß, war für alle kein Zufall).

Nina war samstagnachmittags noch zum Geburtstag einer Freundin eingeladen und verabschiedete sich früher von der Geburtstagsrunde. Sie verspürte den Drang, noch Zeit mit ihrem Bruder zu verbringen. Unwissentlich, dass es die letzten gemeinsamen Stunden mit Kay sein würden.

Als er sonntagabends nach Hause fuhr, rief er vorher noch in der Mitfahrzentrale an, um einen Beifahrer mitzunehmen. Auch an diesem Tag wollte er noch ein gutes Werk vollbringen. Solche Ideen hatte Kay oft. Es meldete sich tatsächlich eine junge Frau, die in der Nähe unseres Heimatortes wohnt. Sie freuten sich beide darüber, dass sie sich so herrlich unterhalten konnten, sodass die Fahrt wie im Flug verging. Er brachte sie bis nach Hause, weil er sie sicher am Ziel wissen wollte. Das Benzingeld, das sie ihm geben wollte, lehnte er ab und bedankte sich bei ihr, dass er so eine schöne Fahrt mit ihr erlebte. Sie las eine Woche später völlig entsetzt die Nachricht in Facebook, dass Kay tödlich verunglückt war.

Vor kurzem schrieb sie mir und ich habe mich riesig darüber gefreut:

„Liebe Christina, das klingt vielleicht ein wenig komisch... aber es spendet Trost. Ich bin letztens wieder nach München gefahren und

immer wenn ich diese Strecke fahre, denke ich ganz feste an Kay und bete, dass es seiner Familie gut geht. Kay ist für mich wie ein kleiner Schutzengel geworden, der auf mich aufpasst wenn es mir nicht gut geht und mir in Gedanken sagt, dass ich nicht aufgeben darf. Wollte dir das nur mitteilen! Ich wünsche dir viel Lebensfreude und Energie. Liebe Grüße …"

Dienstags war ich noch bei unserem Freund Norbert am Sterbebett und als ich nach Hause kam, weinte ich. Kay setzte sich zu mir, nahm mich in seinen Arm und sagte zu mir: *„Mami, du weißt doch, dass ich dich so lieb habe!"* und er fügte noch hinzu *„und gehe an den Bodensee, ich vertraue dir!"* Er wusste, dass ich gerne meine Systemischen Beratungen ausweiten und auch Aufstellungen am See machen wollte. Es war für mich wie ein Vermächtnis, dass er mir das sagte und ich wusste, dass ich seinen Segen dazu hatte! Und heute spüre ich immer seine Nähe, wenn ich arbeite und weiß, dass ich unter einer göttlichen und gesegneten Führung stehe.

Donnerstagabend, 27. März 2014, war er noch bei seinem Cousin und Bruder Yves, um nach langer Zeit einen Spieleabend zusammen zu verbringen. An diesem Abend sagte er zu Yves, der ein paar Wochen vorher seine Gesellenprüfung abgelegt hatte, wie unendlich stolz er auf ihn sei, wie toll er seine Prüfung bestanden hätte. Er fand es sehr beachtlich, wie Yves zusätzlich das ganze Arbeitspensum im eigenen Familienbetrieb bewerkstelligte. Über diese Anerkennung freute sich Yves.

Sie hatten viel Spaß, spielten und lachten bis tief in die Nacht. Mein Bruder Markus erzählte uns, dass ihre Freude und ihr Lachen so ansteckend wirkte, sodass er mehrmals mitlachen musste, obwohl er einen Stock tiefer im Zimmer saß.

Am Freitagnachmittag kam Kay vom Autohaus zurück und

freute sich, dass er seinem Dad die Winterreifen gewechselt hatte. Er wollte sie sofort im Keller verstauen und anschließend fuhren sie gemeinsam in eine Eisdiele. Kay bezahlte die Eisbecher von seinem Geld. Andreas wollte das nicht und sagte ihm, dass er jetzt dran sei, nachdem er ihm schon die Reifen wechselte. Kay wollte davon aber nichts wissen. Heute lud er seinen Vater ein! Das hatte er vorher noch nie gemacht...

Am Abend schrieb er Nina noch eine kurze Textnachricht: *„Na Schwesterherz, was machst du Schönes?"* Als Nina die Nachricht las, beschlich sie ein komisches Gefühl. Sie hatten zwar fast jeden Tag, spätestens aber jeden zweiten Tag Kontakt, aber die Art, wie er die Frage stellte, war ungewöhnlich. Es schien so, als wollte er sich versichern, dass sie gut aufgehoben ist.

Am Samstag organisierte Kay ein Grillen mit seinen Arbeitskollegen im Geschäft. So etwas war vorher noch nie geplant worden. Sie trafen sich höchstens zu den gemeinsamen Weihnachtsfeiern oder wenn im Autohaus *„Tag der offenen Tür"* war. Dann kamen die Angestellten, um beim Grillen, Verköstigen und Beraten zu helfen. Dieses Mal war es völlig außerplanmäßig und zum ersten Mal.

Andreas wollte gerne, dass Kay noch den Rasen vorher mäht, weil er anschließend noch verschiedene Gartenarbeiten erledigen wollte. Gartenarbeit gehörte nicht zu Kays Lieblingsarbeiten, aber an diesem Morgen mähte er den Rasen sehr sorgfältig. Andreas musste dafür noch Baguette für Kays Grillparty besorgen. Damit sein Vater gleich mit den Gartenarbeiten weitermachen konnte, richtete Kay noch alle Gartengeräte fein säuberlich hin. Da er den Garten nach getaner Arbeit immer schnellstens verließ, um nicht noch etwas dort tun zu müssen, freute sich

Andreas umso mehr darüber. Nachdem er alles erledigt hatte, fuhr er zu seinen Kollegen ins Autohaus. Alle waren gekommen, sogar sein Chef war mit dabei. Sie erlebten gemeinsam einen fröhlichen Mittag und beschlossen, so etwas nun öfter zu planen.

Am Abend verabredete er sich noch mit seinem besten Freund Marcel – sie waren schon seit den Kindergartentagen Freunde – und weiteren guten Bekannten. In dieser Konstellation waren sie seit 2 Jahren nicht mehr zusammen gewesen. Als Marcel sich nicht festlegen wollte, wann sie denn am Abend losziehen würden, wurde Kay richtig ungeduldig, was sonst nicht seine Art war. Er fragte Marcel ungehalten, was denn jetzt los sei und drängte darauf, dass das Treffen stattfindet. An diesem Abend fotografierten sie sich gegenseitig und hatten viel Spaß miteinander. Marcel beobachtete, wie Kay eine Zeit lang auf einem Barhocker in sich gekehrt dasaß und zufrieden lächelte. Er hatte den Eindruck, als würde Kay etwas Revue passieren lassen. Als Marcel ihn ansprach, ob alles ok sei, schien es, als käme er von weit her aus seiner Gedankenwelt. Er schaute ihn lächelnd an, nickte und die Party ging weiter.

Nina war an diesem Wochenende des Unfalls mit ihrem Freund Mario bei dessen Eltern in der Nähe von unserem Wohnort zu Besuch. Sie nahm in diesen Tagen vermehrt Füchse wahr, die aus dem Dickicht der Wälder in Richtung Straße liefen. Der Volksmund spricht davon, dass Füchse Grüße aus dem Himmel bringen.

Sonntagmorgens waren sie in der Kirche und es wurde ein Lied mit den Abschlussworten *„Wiedersehen, ach wie schön“* gesungen. Auch hier hatte Nina dieses komische Gefühl, das sie schon freitags durch Kays Textnachricht hatte. Dieses Lied wurde bestenfalls an Beerdigungen gesungen und es passte nicht zu diesem Sonntagmorgen.

Als wir sie nach dem Unfall zu Hause anriefen um ihr zu sagen, dass Kay tödlich verunglückt ist, sah sie ihn in diesem Moment mit dem Motorroller die Strecke im Wald entlangfahren, die er tatsächlich gefahren war, obwohl sie zu diesem Zeitpunkt noch nicht wusste, wo und wie der Unfall passiert war.

Am Sonntagmorgen veröffentlichte ich einen neuen Beitrag auf meiner Homepage mit einem besonderen Bild, das wir erst ein paar Tage vorher fotografiert hatten. Ich wollte diesen Text bereits eine Woche vorher veröffentlichen, verschob ihn aber, aus einem Impuls heraus, auf den nächsten Sonntag:

„Wenn ich wüsste ..."

Wenn ich wüsste, dass es das letzte Mal ist, dass ich Dich einschlafen sehe, würde ich Dich besser zudecken, und zu Gott beten, er möge Deine Seele schützen.

Wenn ich wüsste, dass es das letzte Mal ist, dass ich Dich zur Türe rausgehen sehe, würde ich Dich umarmen und küssen und Dich für einen weiteren Kuss zurückrufen.

Wenn ich wüsste, dass es das letzte Mal ist, dass ich Deine Stimme höre, würde ich jede Geste und jedes Wort auf Video aufzeichnen, damit ich sie Tag für Tag wiedersehen könnte.

Wenn ich wüsste, dass es das letzte Mal ist, dass ich einen Moment innehalten kann, um zu sagen "Ich liebe Dich" anstatt davon auszugehen, dass Du weißt, dass ich Dich liebe.

Wenn ich wüsste, dass es das letzte Mal ist, dass ich da sein kann, um den Tag mit Dir zu teilen, weil ich sicher bin, dass es noch manchen Tag geben wird, so dass ich diesen einen verstreichen lassen kann.

Es gibt sicherlich immer ein „morgen" um ein „Versehen/Irrtum" zu begehen und wir erhalten immer eine 2. Chance, um einfach alles in Ordnung zu bringen. Es wird immer einen anderen Tag geben, um zu sagen "ich liebe Dich". Und es gibt sicher eine weitere Chance um zu sagen: „Kann ich etwas für Dich tun?"

Aber nur für den Fall, dass ich falsch liegen sollte und es bleibt nur der heutige Tag möchte ich Dir sagen, wie sehr ich Dich liebe. Und ich hoffe, dass wir nie vergessen:
Das „Morgen" ist niemandem versprochen, weder jung noch alt und heute könnte die letzte Chance sein die Du hast, um Deine Lieben festzuhalten. Also, wenn Du auf Morgen wartest, wieso tust Du es nicht heute?

Falls das „Morgen" niemals kommt, wirst Du bestimmt bereuen, dass Du Dir keine Zeit genommen hast, für ein Lächeln, eine Umarmung oder einen Kuss und Du zu beschäftigt warst, um jemanden etwas zuzugestehen, was sich im Nachhinein als sein letzter Wunsch herausstellt. Halte Deine Lieben heute ganz fest und flüstere ihnen ins Ohr, sag' ihnen, wie sehr Du sie liebst und dass Du sie immer lieben wirst.

Nimm Dir die Zeit zu sagen:
„Es tut mir leid",
„Bitte verzeih' mir",
„Danke", oder
„Ist in Ordnung".

Und wenn es kein „Morgen" gibt musst du den heutigen Tag nicht bereuen.

Dr. H. Solomon in Gedenken an die Opfer des 11. September 2001

Am Mittag um 14.14 Uhr verunglückte Kay tödlich.

Es gab nichts mehr zu sagen, nichts zu klären, nichts zu bereuen. Wir umarmten uns und er fuhr in einer großen Freude und in einem tiefen Frieden los – er hatte unbewusst alles in seinem Leben geregelt.

Die Zeit heilt nicht alle Wunden,
sie lehrt uns nur, mit dem Unbegreiflichen zu leben.
Erinnerungen sind kleine Sterne,
die tröstend in das Dunkel unserer Trauer leuchten.
Rabindranath Tagore

Die Tage danach

... wieso dreht sich die Welt einfach weiter?

Montag, 31. März 2015

Wenn ich an die Tage nach Kays Unfall zurückdenke, fühle ich auch heute noch eine bleierne Schwere; eine Nebelbank, durch die es kein Sonnenstrahl schaffte, ein bisschen Helligkeit in die Trauer zu bringen.

Wir erlebten die erste Nacht wie in Trance, aufgewühlt, mit tausend Fragen im Kopf, auf die nicht eine einzige vernünftige Antwort gegeben werden konnte.

Ich selbst saß noch lange völlig teilnahmslos vor meinem Computer und konnte es nicht fassen, als ich sah, wie viele liebe Freunde und Bekannte in Facebook sofort ihr Profilbild mit einer Kerze tauschten. Viele schrieben in ihrer Fassungslosigkeit auf Kays Seite. Es war unglaublich tröstlich für uns zu spüren, für wie viele Menschen Kay wichtig gewesen war. Ein Freund schrieb:

Traurig, geschockt und ohne genau zu wissen, was mir meine Gedanken und Gefühle genau vermitteln wollen, sitze ich fassungslos hier und schreibe diese Zeilen... Auch wenn dich sehr viele hier wohl wesentlich besser kennen und kannten als ich, so habe ich jede Minute mit dir genossen. Danke für all diese schönen und lustigen Stunden, deine offene und ehrliche Art. Danke, dass du es mir mit vielen anderen so einfach gemacht hast, in eurer Jugend / eurem

Freundeskreis so viele tolle Menschen kennenlernen zu können. Du bist und bleibst ein Teil von mir und uns allen. Wir sehen uns wieder irgendwann, nimm dir den schönsten Platz im Himmel, hast ihn verdient, ein Leben lang. R.I.P.

Und am nächsten Tag schrieb zum Beispiel ein Kollege:

Man hofft jedes Mal, wenn die Tür von Peugeot aufgeht, dass du durchgelaufen kommst mit einem Auftrag in der Hand und einem Grinsen im Gesicht. Ich kann es immer noch nicht glauben.
Wir denken an dich und werden dich nie vergessen. R.I.P.

Wir hatten den Eindruck, dass auf der Startseite von Facebook ein Flammenmeer von Kerzen entzündet worden war. Ich ging erst nach zwei Uhr nachts ins Bett, um gegen sieben aufzustehen. Geschlafen hatte ich keine Minute. So ging es uns allen und die Sonne schien – wie konnte denn eigentlich an solch einem Tag noch die Sonne scheinen? Wie konnte sich die Welt einfach weiterdrehen, ohne unseren geliebten Kay???

Da wir nicht wussten, wo Kay hingebracht worden war, wann wir ihn sehen würden und welcher Bestatter zuständig war, konnten wir für den Moment nur darauf warten, bis die Polizei sich meldete.

Am frühen Montagmorgen fuhren wir als erstes zu unserem Hausarzt, damit er uns arbeitsunfähig schreiben konnte. Er war auch fassungslos, als er hörte, dass Kay verunglückt ist. Zwei Wochen vorher war Kay noch zu einer Routineuntersuchung bei ihm gewesen. Kerngesund und fröhlich hatten sie ein nettes Gespräch geführt.

Er verschrieb uns ein Schlafmittel, da es in unserem Schockzustand schwer war, Schlaf zu finden. Er empfahl uns, dieses Hilfsmittel für den Moment bei Bedarf in Anspruch zu nehmen.

Also nahm ich für zwei Wochen jeden Abend gegen 23 Uhr eine Tablette, die mir fünf Stunden zum Schlaf verhalf. Wie mit einem Schalter wurde das Grauen ausgeknipst und nach fünf Stunden war es wieder übergangslos da.

Der Erste, der ein bisschen strukturierter und klarer denken konnte, war Andreas – Kay wusste immer, dass er sich auf seinen Vater verlassen konnte.

Andreas rief bei der Polizei an und fragte nach, ob die Unfallursache schon bekannt sei? Er wollte wissen, wie die Unfallzeugen hießen, wo Kays Wertsachen abzuholen seien und wohin der verunglückte Motorroller abgeschleppt worden war. Dann fuhr er in Begleitung unserer Tochter Nina, die auch Motorradfahrerin ist und sich bisher den Motorroller mit Kay teilte, am Vormittag los.

Nachdem sie die Unfallstelle genauer betrachtet hatten, um sich den Unfall erklärlich zu machen, fuhren sie zum Abschleppunternehmen. Auf einem kleinen Fleck lag das Wrack von Motorroller. Außen herum kleine Einzelteile, die mitsamt dem Wrack verdeutlichten, welche gewaltigen Kräfte am Vortag gewirkt hatten. Zusammen mit Kays Motorradhelm, dem Nummernschild, den Anzeige-Instrumenten, einem Motorradstiefel und der Wasserflasche, die sich Kay für den Ausflug mitgenommen hatte, kamen sie nach Hause.

Die Geschäftsführerin des Abschleppunternehmens war am Tag zuvor an der Unfallstelle eingetroffen, als wir uns von Kay verabschiedeten. Wir hatten sie nicht wahrgenommen, aber im Nachhinein sagte sie zu Andreas, wie sehr sie ihn dafür bewunderte, mit welcher Ruhe und Umsicht er den ganzen Sachverhalt klären konnte. Sie sei selbst Mutter und wenn sie sich vorstellt, dass ihren Kindern etwas passiert, könnte sie keinen klaren Gedanken mehr fassen.

Anschließend fuhren sie zur Autobahnpolizei, um die Wertgegenstände von Kay abzuholen. Unglaublich, dass sich dieser Behördengang nicht im Wesentlichen darin unterschied, als würde man ein Ausweisdokument abholen. Der Beamte wirkte zwar betroffen und war sehr hilfsbereit, trotzdem mussten die Wertgegenstände routinemäßig zur Ausgabe aufgeschrieben werden. Andreas wollte gerne noch den Personalausweis von Kay mitnehmen. Dieser wurde jedoch direkt ins Einwohnermeldeamt geschickt. Makaber war, dass nach ein paar Wochen ein Schreiben von der Stadt, an Kay adressiert, kam. Er wurde darauf aufmerksam gemacht, dass er seinen Ausweis abholen könnte. Ein maschineller Vordruck ohne Unterschrift.

Für uns ein Stück gefühlte und unwirkliche Normalität in einem Zustand der Schwerelosigkeit und Gleichgültigkeit.

Ich selbst war nach wie vor zu keinem klaren Gedanken fähig und den Bericht von Andreas nahm ich auch mehr oder weniger im Nebel wahr. Ich musste später immer wieder nachfragen, was er mir eigentlich erzählt hatte. Ich hörte seine Worte, aber ich verstand nichts. Es war in diesen Tagen vieles für mich völlig unwichtig. Mein Kind war nicht mehr da! Was gab es da überhaupt noch zu klären? Aus dieser Starre konnte ich mich nicht lösen. Obwohl die Sonne draußen herrlich schien und sich der Frühling von der schönsten Seite zeigte, blieben unsere Herzen in tiefer und kalter Trauer erstarrt.

Freunde, Verwandte und Bekannte kamen und gingen. Sie brachten ihr eigenes Entsetzen und ihre Fassungslosigkeit mit und gingen ein bisschen getröstet durch unsere Erzählungen. Immer wieder berichteten wir, dass Kay nicht leiden musste und dass er wohl in einer Vorahnung alles geregelt hatte. Es gab nichts und niemanden, der noch etwas mit ihm hätte klären müssen. Es war alles in einem Frieden geschehen, den man bewusst nie hätte planen können.

Dienstag, 1. April 2014

Am Dienstagmorgen bekamen wir den Anruf vom Bestatter, der Kay vom Unfallort abgeholt hatte, dass wir ihn sehen könnten. Weil kein Fremdverschulden vorlag und es keine Beteiligten beim Unfall gab wurde er von der Staatsanwaltschaft zur Bestattung freigegeben. Wir konnten also auf den Friedhof kommen, um von Kay Abschied zu nehmen. Verwunderlich war, dass er Kay auf den Friedhof in unseren Heimatort brachte und nicht zum eigentlichen Friedhof am Unfallort, wie es die Vorschriften verlangen. Für uns ein kleiner Glücksfall in dem großen gewaltigen Unglück, das über uns hereingebrochen war.

Dennoch traf uns der Anruf sehr, denn es verdeutlichte uns erneut, dass Kays tödlicher Unfall real und leider kein Irrtum war. Wie schwer waren unsere Herzen, diesen unfassbaren Weg gehen zu müssen. Abschied nehmen! Wir lieben unseren Kay und wollten ihn in unserer Mitte haben! Wie sollten wir da Abschied nehmen?

Wir wollten uns mit dem Bestatter um 11 Uhr auf dem Friedhof treffen. Kurz vorher kam noch eine Freundin vorbei. Ihr Mann Norbert war vier Tage vor Kay verstorben. Sie brachte uns von einer Freundin, die in der Trauerbegleitung tätig ist, ein Prospekt mit. Hier konnte man sich mit dem Fingerabdruck des Verstorbenen ein Armband, einen Anhänger für die Kette oder ein ähnliches Schmuckstück erstellen lassen. Wir waren sehr dankbar für diesen Tipp, obwohl wir in diesem Moment nicht wussten, ob wir davon Gebrauch machen wollten. Aber es war die letzte Möglichkeit, ein Andenken von Kay, in Form eines

Schmuckstücks, zu bekommen.

Bevor wir zum Friedhof losfuhren, war ich noch in meinem Zimmer um meine Schuhe anzuziehen. Da bemerkte ich, dass ein Kaktus, der am Fenster stand, blühte. Dies war völlig ungewöhnlich. Bisher blühte er in den letzten Jahren erst drei Mal. Immer im Spätjahr und nur für einen Tag. Dann schloss sich die Blüte und man musste bis zum nächsten Jahr warten. Unglaublich!

... jetzt spürten wir den ersten Wegweiser, der den Weg zum Seil über den Abgrund zeigte. Noch konnten wir es nicht sehen, aber es war ein Anfang!

Kay hatte uns ein Zeichen gesendet, dass er ganz nah bei uns war. Er half uns dabei, dass wir diesen Weg gehen konnten. Der erste Trost, den er uns aus dem Himmel schicken durfte. Wir waren tatsächlich in diesem Moment getröstet und glücklich, obwohl wir nun den schwersten Augenblick für diesen Tag erleben mussten. Wir stellten den Kaktus ins Wohnzimmer, damit alle, die uns heute besuchten und zur Seite standen, auch dieses Zeichen aus dem Himmel sehen konnten.

Wir fuhren auf den Friedhof und unsere Herzen waren vor Trauer schwer wie Blei. Vor dem Friedhofsgebäude empfing uns unser etwas außergewöhnlicher Bestatter, wie wir im Nachgang feststellen konnten. Er führte uns in einen Raum im Friedhofsgebäude und ging in die Kühlkammer, um den silberfarbenen Unfallsarg herauszuziehen. Dann öffnete er den Deckel. Wir sahen unseren Sonnenschein, der ganz friedlich dalag. Unfassbar – für die Schwere des Unfalls. Trotzdem war es, als würde er nur schlafen. Wir standen zu fünft am Sarg, hielten einander fest, Tränen liefen still über die Wangen und jeder von uns versuchte, dieses unwirkliche Bild irgendwie zu verkraften. Irgendwann lösten wir uns von unserem Sonnenschein. Und egal wie schwer es uns fiel, mussten wir uns nun um die weiteren Formalitäten kümmern.

So fuhren wir im Anschluss zum Aufnahmebüro unseres Bestatters, was sich als ausgebaute Garage entpuppte. Er führte uns vorbei an Holzsärgen und Sargwäsche in das Innere und bat uns, an einem wenig einladenden Tisch, Platz zu nehmen. Wir lehnten dankend ab und ich schlug vor, die Aufnahme bei uns zu Hause vorzunehmen. Dazu willigte er ein, bat uns jedoch, vorher noch eine Urne auszuwählen, die er in einem alten Schrank lagerte. Wir sahen uns die verschiedenen Modelle an und es gab nur zwei moderne Urnen. Die eine in schwarz, die andere in cremeweiß, und wir entschieden uns für die helle.

Auch diese Auswahl, die wir hier treffen mussten, war völlig irreal. Noch vor drei Tagen war Kay fröhlich mit seinem Motorroller losgefahren, um einen wunderschönen Mittag zu erleben und heute suchten wir eine Urne für ihn aus. Unfassbar!

Auf dem Weg nach draußen sagte Nina, dass dieser Bestatter Kay nicht anfassen darf. Es würde total gegen Kays Vorstellungen von Ästhetik gehen. Ich sagte nur, dass sie sich ein bisschen gedulden solle und ich das regeln würde!

Zuhause angekommen, erledigten wir alle Formalitäten. Ich fragte den Bestatter, wann er Kay umbetten wolle. Er meinte, dass er seinen Kollegen abholen und auf den Friedhof fahren würde. Für mich war es keine Frage! Ich hatte mein Kind geboren und als Erste in meinen Armen gehalten. Ich würde die Letze sein, die mein Kind in ihren Armen halten und für seine Reise in den Himmel vorbereiten würde!

Ich bot ihm also an, dass ich mein Kind mit ihm zusammen in den Sarg umbetten wollte. Der Bestatter willigte ein, dass ich helfen könnte, Kay umzubetten, da ich in meiner Vergangenheit bereits in einem Bestattungsunternehmen arbeitete und mich auskannte. Wer hätte gedacht, dass mir dieses Wissen einmal bei meinem eigenen Kind zu Gute kommen sollte!?

Gegen 14 Uhr kam der Bestatter mit seinem Leichenwagen – einem ausgedienten VW-Bus – bei uns vorbei, um mit mir den Sarg in seinem Büro abzuholen. Schon bei diesem Anblick mussten wir insgeheim, trotz der makabren Situation, schmunzeln. Kay hatte sein ganzes Leben lang eine Vorliebe für Autos und vor allem, für schnelle und schöne Autos. Dass ausgerechnet er seine letzte Fahrt in diesem abgenutzten Fahrzeug nehmen sollte, würde er uns nie verzeihen – aber uns blieb keine andere Wahl! Und zugleich hatten wir das Gefühl, dass er uns genau diesen Bestatter schickte. Selbst in der schlimmsten Situation unseres Lebens brachte er uns zum Lachen, wie es Kay immer mit seinem unbegrenzten Humor schaffte.

So fuhr ich mit dem Bestatter los und Andreas und unsere Mädchen (wie Kay sie auch liebevoll nannte) trafen uns am Friedhof. Zuvor machte der Bestatter uns noch darauf aufmerksam, dass wir uns doch bitte ruhig auf dem Friedhof verhalten sollten. Das war gar keine Frage. Natürlich würden wir still und leise auf dem Friedhof sein! Und dann bog er plötzlich mit seinem knatternden, quietschenden und ausgedienten VW-Bus um die Ecke. Die Stille auf dem Friedhof war dahin und die Mädchen konnten sich ein Lachen nicht verkneifen.

Für uns alle folgte der schwerste Weg in unserem bisherigen Leben. Wir mussten von unserem geliebten Kay Abschied nehmen. Nina nahm einen kleinen schlafenden Engel, der bisher auf Kays Nachttisch neben seinem Bett gelegen hatte, mit und eine Rispe von der Pflanze *„Tränendes Herz“*, das ich noch am Unfalltag gepflanzt hatte und von dem Kay die Tränen so gerne ausdrückte. Das Stempelkissen für Fingerabdrücke von Kay war auch dabei.

Vorsichtig legten wir alle zusammen (ohne Bestatter) unseren Sonnenschein in den Sarg und betteten ihn behutsam auf die Kissen und deckten ihn ein letztes Mal liebevoll zu. Es war unerträglich zu sehen, dass sein Körper, den er immer so achtsam behandelt hatte, solche schweren Verletzungen erlitt, dass er sie nicht überlebte. Ich nahm vorsichtig seine Hand und konnte mit seinem linken Zeigefinger die Fingerabdrücke machen. Ein letztes Andenken von ihm, das uns irgendwann vielleicht einen kleinen Trost geben konnte. Ich legte ihm den kleinen Engel in seine Hand. Er sollte ihn symbolisch auf seinem Weg in den Himmel begleiten. Der Engel war gerade so groß, dass er ihn mit seinen Fingern umschließen konnte. Die Rispe des *„Tränenden Herzens"* legten wir ihm auf die Hände. Kay sah aus, als würde er nur schlafen und jeden Moment erwachen. Wie weinten unsere Herzen, als wir ihn das letzte Mal so sehen mussten. Wir wollten ihn nicht loslassen und doch wusste der Verstand, dass es keine andere Möglichkeit gab. In unseren Herzen war ein unbeschreiblicher Schmerz. Unbekannt und ungezähmt, der uns fast erstickte. Wie sollten wir jemals wieder lachen? Wie sollte sich dieser unendliche Schmerz jemals auflösen? Wir konnten doch jetzt schon fast nicht mehr atmen. Er drückte uns die Luft ab und die ungeweinten Tränen schnürten uns den Hals zu. Wie sollten wir mit dieser Trauer leben, die sogar körperliche Schmerzen auslöste?

Und doch war es für uns alle vier ein Geschenk, dass wir Kay selbst in den Sarg legen konnten, dass wir ihn als Letzte berühren und liebevoll streicheln konnten, um ihn so zurückgeben zu können, wie wir ihn einst liebevoll empfangen hatten.

Mit den Beigaben in seiner Hand und unseren gedanklichen Liebesbekundungen an ihn, verabschiedeten wir uns ein letztes Mal von seinem leblosen Körper. Unser Glaube an ein Wiedersehen legte sich wie ein feines silbernes Band der Hoffnung um unsere Herzen.

Wir stellten noch stumm unsere Fragen, auf die er uns hörbar keine Antwort mehr geben konnte. Andreas fragte ihn: *„Kayli, was hast du denn gemacht?"* Und ich sagte meinem Kayli zum letzten Mal auf der Erde, wie unendlich lieb ich ihn habe und dass er für immer in meinem Herzen bleiben wird. Ein letztes Mal streichelte ich über sein Gesicht, seine Hände. Es war so furchtbar zu wissen:

J E T Z T ist es das l e t z t e M a l, dass ich ihn berühren kann.

Blind vor Tränen schlossen wir mechanisch den Deckel vom Sarg und schoben ihn in den Bestattungswagen. Wir wussten, dass wir unseren Liebling hier auf der Erde für immer verabschiedet hatten. Der Bestatter fuhr vom Friedhof aus direkt ins Krematorium.

Wir wählten für Kay eine Feuerbestattung, weil er immer alles sauber haben wollte. Eine Erdbestattung wäre deshalb für ihn nicht in Frage gekommen. Egal ob Feuer- oder Erdbestattung, wir fuhren nach Hause und konnten diesen fassungslosen Schmerz nicht eindämmen. Wie gelähmt saßen wir draußen auf der Terrasse und waren dankbar, dass unsere Familie und liebe Freunde so langsam alle wieder vorbeikamen, damit wir mit unserem Schmerz nicht allein sein mussten.

Und doch waren wir unendlich dankbar dafür, dass uns der Himmel dieses Geschenk machte, dass wir uns von Kay richtig verabschieden und ihm diesen letzten Liebesdienst für seinen Körper, auf den er immer so geachtet hatte, erweisen konnten.

Trauer

Gelähmt und trotzdem gehend,
blind und trotzdem sehend,
taub und trotzdem hörend,
gefühllos und trotzdem spürend,
das ist ein Mensch, der trauert.

gefunden: Bosli.de (Trauerrubrik)

Mittwoch, 2. April 2015

Kays Chef kam mit seiner Frau am Vormittag zu uns nach Hause.

Er berichtete, dass die Kollegen alle wie erstarrt seien, es in der Werkstatt noch nie so ruhig war und kein Lachen zu hören sei. Er erzählte uns, dass Kay im Autohaus immer der *„Friedensstifter"* war. Egal wo ein Konflikt gelöst werden musste, schaltete er sich als Moderator ein und half den Beteiligten, Streit und Unstimmigkeiten zu klären. Durch seine freundliche und lustige Art wurde in der Werkstatt viel gescherzt und gelacht. Außerdem war er sehr umsichtig und höflich und das brachte ihm viel Anerkennung bei seinen Kollegen und bei Kunden ein.

Über die Erzählungen aus seinem Geschäft konnten wir abends immer herzlich lachen. Ich erinnere mich an eine Situation, als er noch Azubi war. Sein Geselle nutzte Kays Unwissenheit, um ihn ein bisschen auf den Arm zu nehmen. Er gab ihm den Auftrag, *„Anzünder für Zündkontakte"* im Lager zu holen. Kay kam es irgendwie komisch vor, aber er ging dann doch ins Lager, um den Auftrag auszuführen. Der Lagerist gab ihm drei, je 10 kg schwere, Teile und setzte sie ihm nacheinander auf die ausgestreckten Arme. Kay schleppte sie bis in die Werkstatt und sah schon von weitem, wie sich sein Geselle Daniel vor Lachen bog. Kay schüttelte nur den Kopf und lachte herzhaft mit, dass er auf diesen Scherz hereingefallen war.

Ein anderes Mal schoben sie ein Auto, das nicht mehr ansprang, zu viert in die Werkstatt. Als das Auto schließlich auf der Hebebühne stand, rief der Geselle, der das Auto lenkte, aus dem Fenster, dass sie ihn noch einmal zum ca. einen Kilometer entfernt liegenden Baumarkt zurückschieben sollten, er hätte vergessen dort etwas einzukaufen.

Kay besaß die faszinierende Fähigkeit, pantomimisch Dinge

so darzustellen, dass man sofort wusste, wen oder was er parodierte. Ebenso konnte er Menschen mit besonderen Sprechweisen imitieren und aus jeder Situation die Komik herausspielen. Zum Beispiel sprach ein Mitarbeiter der Firma den Namen von Kay nie richtig aus. Er sagte immer *„Kays"* zu ihm. Immer wieder erinnerte er ihn daran, dass er nicht *„Kays"* sondern Kay hieße, aber das war bei diesem Kollegen nicht zu ändern. Wenn Kay diesen Mann nachahmte war das so lustig, dass wir oftmals minutenlang lachten. Wie herrlich war dieses Lachen! Wir hatten wunderschöne Zeiten gemeinsam erlebt.

Als ich einmal vom Friedhof zurückfuhr und weinte, bog ich um die Ecke und da sah ich ein Auto mit dem Kennzeichen KA - YS. Sofort wurde ich an diese Erzählungen von Kay erinnert und musste lachen. So schaffte er es, selbst in tiefer Trauer, uns immer wieder zum Lachen zu bringen.

In der ersten Woche, nach Kays Unfall, war das Lachen jedoch bei allen verstummt. Tiefe Trauer und Fassungslosigkeit, dass er nie mehr da sein sollte, war in allen Köpfen und konnte nicht einfach weggesteckt werden. An der Zeitstempeluhr stellten die Kollegen das Bild von Kays Todesanzeige auf und begrüßten ihn jeden Morgen. Am Abend verabschiedeten sie sich von ihm. Niemand wollte seinen Werkzeugwagen benutzen, da er noch Kay gehörte. Erst nach Wochen kehrte so langsam im Geschäft der Alltag ein, wie uns sein Freund und Ausbilder Daniel erzählte.

Wir wurden in diesen Tagen von vielen lieben Menschen begleitet und in Gebeten getragen. Viele boten uns ihre Hilfe an. Wir konnten gar nicht alles annehmen, weil wir schon von unserer Familie so liebevoll umsorgt wurden. An diesem Mittwoch klingelte es auch an der Tür. Eine unserer Schwägerinnen brachte einen Korb mit Erdbeeren und anderen Früchten. Sie war extra auf den Markt gegangen und mit dem Fahrrad einige Kilometer zu uns gefahren, um uns eine Freude zu machen. Sie brachte uns Vitamine vorbei, damit wir wenigstens körperlich gesund blieben. Und so war das täglich. Unsere Nichte Katja schnitt z.B. schon das Obst in kleine Portionen und brachte immer eine Schüssel davon mit, damit wir zumindest zwischendurch ein bisschen etwas aßen. Mein Bruder Thomas, gelernter Bäckermeister, und unsere Schwägerin Martina brachten fast täglich Brezeln mit. Meine Schwester Gisela backte Kuchen und meine Schwester Conny brachte einen besonderen Kartoffelsalat mit. Einer von Kays Lieblingssalaten und deshalb sagte sie morgens zu sich selbst:

„Kayli, jetzt musst du mir aber dabei helfen, dass er auch gut wird“.

In diesem Moment nahm sie eine kleine Kartoffel in Form eines Herzens aus dem Wasser. Sie wusste sofort, der Salat kann nur gut werden. Zum Beweis ließ sie das Herzchen ganz und jeder, der von dem Salat nahm, sagte: *„Oh, ein Herz!“* Es waren immer diese kleinen lichten Momente, in denen wir die Nähe zu Kay spürten. Er wollte uns in unserem Schmerz trösten.

So gab es jeden Tag leckeres Essen, wobei unsere kleine Familie – Andreas, Jenny, Nina und ich – so gut wie nichts aßen. Es ging einfach nicht. Oftmals war uns schwindelig und als wir überlegten warum, merkten wir, dass wir den ganzen Tag über noch nichts gegessen hatten. Unsere Körper funktionierten wie Maschinen ohne Gefühl und Kraft, unsere Wahrnehmungen nach wie vor gedämpft wie unter einer Glocke. Wir waren so dankbar für unsere Familie, die uns alle liebevoll versorgte und es ist ein Geschenk des Himmels, dass wir sie haben dürfen. Und trotzdem waren diese Tage bleiern schwer vor Trauer und Schmerz. Es war gut, dass wir uns gegenseitig unterstützen konnten.

Donnerstag, 3. April 2015

Nun galt es, die Formalitäten und Behördengänge zu erledigen sowie die Urnenbeisetzung und Trauerfeier zu organisieren. Die Traueranzeige musste erstellt und ein Lebenslauf geschrieben werden. Diese Tätigkeiten verhalfen uns dazu, dass wir langsam auch gedanklich wenigstens zeitweise auf eine andere Ebene kamen.

Am Vormittag setzten wir vier uns also zusammen, um einen Text für die Todesanzeige zu verfassen. Dies erwies sich zunächst als sehr schwierig. Wir waren unfähig, mit Worten auszudrücken, welche Tragödie über uns am Sonntag hereingebrochen war und eine Woge von Tränen überrollte uns. Wir beschlossen, dass jeder für sich seine Gedanken aufschreiben sollte und diese wollten wir anschließend zu einer Anzeige zusammenfügen.

Nina fand ein schönes Zitat und als sie die letzten Bilder anschaute, die sie sonntags in München von ihrem gemeinsamen Treffen gemacht hatte, sah sie dieses wunderschöne Bild von Kay, auf dem er sie anstrahlte. In diesem Augenblick fühlte sie ihren Bruder ganz nah bei sich und in dieser Verbindung verfasste sie einen wunderschönen Text, der genau auf unseren geliebten Kay passte. Wir veränderten nichts mehr und die Anzeige erschien samstags in der Tageszeitung.

Viele Menschen sprachen uns auf diese Todesanzeige an. Sie sagten uns, wie einfühlsam und liebevoll sie gewesen sei und man hätte gespürt, wie sehr wir Kay lieben. Und sein Bild war wunderschön. Man konnte aus diesem strahlenden Gesicht direkt fühlen, welch ein außergewöhnlicher junger Mann Kay war.

Es berührte uns sehr, dass selbst die Leitung des Pflegeheims, in dem Kay drei Jahre zuvor ein halbes Jahr lang als Zivildienstleistender arbeitete, einen Nachruf für ihn in die Zeitung setzte.

Sie wählten dafür das Zitat von Michelangelo Buonarotti:

Ich bin nicht tot, ich tausche nur die Räume,
Ich leb' in euch und geh' durch eure Träume.

Auch in diesem Pflegeheim war eine unaussprechliche Trauer, als die Schwestern von seinem Unfall hörten. Kay war dort sehr beliebt gewesen. Er wollte diesen Zivildienst freiwillig absolvieren, denn genau zu diesem Zeitpunkt musste niemand mehr Zivildienst leisten. Es war ihm wichtig, auch in diesem sozialen Bereich seine Erfahrungen zu sammeln und seine Fähigkeiten einzubringen. Durch seine liebevolle, höfliche und vorausschauende Art war er bei den älteren Menschen und dem Pflegepersonal beliebt und angesehen. Er bekam auch von seiner Leitung ein wunderbares Zeugnis und zur besonderen Anerkennung einen

Oscar – Best Zivi of the year 2011

Am Abend der *„Preisvergabe"* zog Kay ein Hemd mit einer Fliege an, stylte seine Haare, damit er richtig gut aussah und ließ sich von seiner Schwester Jenny als stolzen *„Oscar-Preisträger"* fotografieren. Dieses Bild stellte er in Facebook ein und schrieb:

„Ich danke meiner Familie, meinem Team, die ICH immer unterstützt habe, meiner Freundin und vor allem dem Team hinter den Kulissen – meinen Freunden, den Senioren!"

Solch witzige Ideen hatte Kay immer.

Jenny fuhr am Vormittag an die Unfallstelle, um Blumen abzulegen und eine Kerze anzuzünden. Sie saß ruhig da und trauerte um ihren geliebten Bruder, als eine Frau auf sie zukam. Sie schaute hoch und die Frau sagte: *„Guten Tag, Jenny."* Jenny war erstaunt, weil sie die Frau überhaupt nicht kannte. Sie erklärte Jenny, dass sie die Stationsschwester der Tagespflege im Seniorenheim ist, der Kay zugeteilt war. Sie erzählte, dass sie Jenny gleich erkannt hätte, weil Kay immer von seinen Schwestern sprach. Sie brachte eine Kerze mit und meinte, dass eine andere Schwester der Pflegestation ihr das Versprechen abnahm, täglich eine Kerze an der Unfallstelle anzuzünden. Ansonsten wäre sie nicht in Urlaub gefahren. So wertschätzten sie Kay und trauerten um ihn.

Am Nachmittag kam seine Tante Moni zu uns nach Hause. Sie öffnete eine Rechnung vom Pflegeheim für unseren Vater, der im gleichen Heim lebt, in dem Kay seinen Zivildienst absolvierte. Auf der Rückseite der Rechnungen steht jeden Monat ein anderer Bibelspruch. Für den April 2014 wählten sie folgenden Vers:

> *Eure Traurigkeit soll in Freude verwandelt werden.*
> *Ich will euch wiedersehen und euer Herz soll sich freuen.*
> Johannes 16, 20+22

Im Juni 2015 suchte ich im Internet nochmals nach diesem Bibelvers und fand mehrere Ausführungen. Ich war erstaunt, als ich den Eintrag der Evangelisch-Reformierten Gemeinden in Frankfurt las. Auch sie hatten diesen Vers in ihrem Kirchenblatt als ‚*Das Wort zum Monat April 2014*' gewählt.

Freitag, 4. April 2015

Am Freitag, 4. April 2014 kam ein Freund aus der Schweiz zu uns, der sehr spirituell ist. Er überreichte mir einen Rosenstrauß mit zwölf gefüllten Rosen und den Worten: *„Das ist der vorläufige Abschiedsgruß von Kay. Er hat mich beauftragt, euch diese Rosen zu bringen, es sind vier verschiedene Farben mit je drei Rosen – jeder darf sich seine Farbe aussuchen."*

René sagte uns, dass bei dem Unfall ein kleines Tier beteiligt gewesen sei. Was es für ein Tier war, darauf hätte er aber keine Antwort bekommen. Wir konnten uns schon gut vorstellen, dass Kay auch einem kleinen Tier auf der Straße ausgewichen wäre, denn er liebte alle Tiere. Er konnte sich über jeden Schmetterling, über Eichhörnchen, Vögel, kleine Mäuse, oder die Schlangen von seinem besten Freund Marcel, freuen.

Wir wussten die Unfallursache nicht, die Polizei fand auch keine Erklärung dafür. Er war vorschriftsmäßig gefahren und auf einer geraden Strecke gestürzt. Also konnte ein Tierchen der Unfallverursacher gewesen sein. Darauf bekamen wir einige Tage später eine Antwort.

Schon in den ersten Tagen nach Kays Unfall bestellten sich unsere Kinder Bücher über Trauerverarbeitung. Bücher von verwaisten Eltern und Geschwistern, Tragödien, die sich ereigneten, um zu erfahren, wie andere Menschen mit solch einem Unglücksfall umgehen konnten und welche Hilfe sie bekommen hatten. Für uns waren Bücher über Trauerverarbeitung hilfreich, weil wir uns oft in diesen Ausführungen selbst sahen und mitfühlen konnten. Sie zeigten uns, dass wir nicht allein in unserem Schmerz und unserer Erstarrung waren. Es ist erstaunlich, zu welchen Büchern wir geführt wurden oder welche Bücher zu uns kamen.

Wir fanden einen Ratgeber über Trauerbegleitung: *„Trauer: Phasen und Chancen des psychischen Prozesses"* von Verena Kast.[1] Dort sind die einzelnen Trauerphasen ausführlich beschrieben.

Erste Trauerphase: Nicht-Wahrhaben-Wollen

Der Tod eines Angehörigen kann zunächst Schock und Erstarrung auslösen. Man ist hilflos, verzweifelt, oftmals apathisch, kann nicht glauben, dass sich alles im Leben verändert.
Diese Phase kann wenige Stunden bis, vor allem bei plötzlich

[1] Sh. Literatur: Trauern - Phasen und Chancen des psychischen Prozesses von Verena Kast

eingetretenen Todesfällen, mehrere Wochen dauern.

Zweite Trauerphase: Aufbrechende Emotionen

Gefühle wie Wut, Angst, Zorn, Trauer oder Freude werden bewusst wahrgenommen. Sie unterstützen den Trauernden, den Schmerz besser verarbeiten zu können. Unterdrückte Gefühle können den Prozess der Trauerverarbeitung verhindern.
Die Dauer dieser Phase lässt sich nur schwer abschätzen, man spricht etwa von ein paar Wochen bis zu mehreren Monaten.

Dritte Trauerphase: Suchen und sich Trennen

Der Verlust eines geliebten Menschen löst zunächst ein Suchen nach ihm aus. Orte der Erinnerung werden aufgesucht, oftmals werden Gewohnheiten des Verstorbenen übernommen, er ist überall präsent. Nach einer gewissen Zeit muss jeder Einzelne für sich selbst die Entscheidung treffen, in das eigene und oftmals völlig veränderte Leben zu gehen oder in der Trauer zu verharren. Diese Phase ist sehr anstrengend und löst oftmals sogar Suizidgedanken aus.
Diese Phase kann Wochen, Monate oder Jahre dauern.

Vierte Trauerphase: Neuer Selbst- und Weltbezug

Wenn die Trauer bewusst bearbeitet wurde, kann Ruhe und Frieden in der Seele einkehren, der Tote findet dort seinen Platz. Er bleibt ein Teil dieses Lebens und lebt weiter in den Erinnerungen und im Gedenken.

In modernen Studien der Psychologie über Trauer wird eher von Wellen und nicht von Phasen gesprochen. Der Begriff „*Resilienz*“ findet immer mehr Bedeutung. Resilienz bezeichnet innere Widerstandskraft, die in Krisen und Belastungen unterstützend wirkt, verantwortungsvoll und wirksam mit neuen Lebenssituationen umzugehen. Dazu gehören soziale Rückschläge, äußerer Druck, Schicksalsschläge wie Tod oder traumatische Erlebnisse. Wer in der Kindheit ermutigt und unterstützt und in seinem Selbstwert gestärkt wurde, ist in der Regel psychisch widerstandsfähiger. Auch im Erwachsenenalter kann diese Widerstandskraft aktiviert werden.

Im Rückblick erkannten wir, dass meine Töchter und ich diese verschiedenen Trauerphasen ähnlich durchlebt hatten. Wenn heute von Wellen gesprochen wird, können wir diese ebenso bestätigen.

Die Trauer tritt in unterschiedlichsten Formen und Stärken zu Tage. Ob Phasen oder Wellen – es gibt keine Regeln und Vorgaben, wie Trauer verarbeitet werden muss oder kann und wie sie verläuft. Dies sind nur Anhaltspunkte und Möglichkeiten, um Schwankungen und Stimmungen besser einordnen zu können. Sie sind auf keinen Fall Richtlinien!

Bei uns zeigte sich die Trauer oftmals in tosenden Wellen, die uns mitrissen und es keinen Halt mehr gab. Oder als ein dahinplätschernder Bach, der uns ein stiller Begleiter war. Beide Varianten waren jederzeit möglich. Die Trauer wird, selbst in einer Familie, von jedem unterschiedlich erlebt.

Die erste Phase – das Nicht-Wahrhaben-Wollen – war für uns extrem, da Kay von einem Moment zum anderen nicht mehr da war. Wir bekamen keine Chance, uns auf seinen Tod vorzubereiten. Es war für uns dennoch ein großes Geschenk, ihn an der Unfallstelle zu sehen und auch selbst in den Sarg legen zu können. Dadurch wurde für uns die erste Phase verkürzt.

Die zweite Phase erlebten wir relativ schnell und zum Teil auch immer sehr heftig. Nach der anfänglichen Erstarrung fühlten wir das Leid, den Schmerz, die Angst, Wut, und Traurigkeit deutlich. Und doch konnten wir auch Freude erleben und herzhaft lachen.

Für unsere Töchter war es schlimm, dass viele Menschen nicht bemerkten, wie groß der Schmerz für die Schwestern war und heute noch ist, dass sie ihren geliebten Bruder verloren haben. Alle drei verbindet ein außergewöhnlich inniges Verhältnis zueinander. Es gab fast keinen Tag, an dem sie sich nicht in irgendeiner Weise kontaktierten, ob telefonisch, über Handy oder E-Mail. Ein kurzes *„Hallo"* war selbstverständlich. Dieser Kontakt fehlte den Mädchen und sie waren tieftraurig. Sie konnten nicht verstehen, dass manche Besucher ihnen nicht einmal kondolierten, wenn sie zu einem Besuch vorbeikamen. Anscheinend dachten diese, dass es nur für die Eltern so schlimm war. Wie sehr unsere Kinder unter dem Tod ihres Bruders litten, wurde oftmals einfach übersehen. Das war für die beiden unerträglich. Immer wieder hörten wir den Satz:

„Für eure Mutter oder Eltern muss das ja schlimm sein" oder *„Das müsst ihr verstehen, die Anderen können eben nicht mit dem Tod von Kay umgehen."* Und wir? Wurden wir gefragt, ob wir mit seinem Tod umgehen können? Wir waren von einem Moment zum anderen vom Tod überrascht worden. Bisher hatten wir alle Schicksalsschläge überstanden. Doch diese Katastrophe war zu viel für uns alle.

Es überforderte uns, Verständnis für andere Menschen aufzubringen, die uns hilfesuchend und ratlos gegenüberstanden. Wir selbst waren doch genauso hilflos! Es gab keine Gebrauchsanweisung für *„Wie überlebe ich eine Katastrophe"*. Reichte es nicht, dass wir diesen Schicksalsschlag erleiden mussten?

Ab und zu wurden wir fast wütend, wenn Menschen in ihrer eigenen Hilflosigkeit, die richtigen Worte suchend, komplett ins Fettnäpfchen traten. Wenn sie für uns völlig unpassend über unseren Schmerz und unsere Trauer sprachen. Es gab unglaubliche Bemerkungen, die uns trösten sollten. Doch sie bewirkten genau das Gegenteil. Zum Beispiel:

- dass es Kay doch jetzt gut ginge,
- dass Gott keine Fehler macht,
- dass sich die Großeltern bestimmt sehr freuen, dass Kay jetzt bei ihnen ist

und vieles mehr. In diesem Moment sagte Andreas relativ geschockt, dass die Großeltern auch noch hätten warten können Kay im Himmel zu begrüßen.

Wir alle bekamen die Aufgabe, den Umgang mit einer völlig neuen Lebenssituation zu erlernen. Verständnis für uns selbst und andere zu wecken, wurde zu einer Herausforderung. Wem wollte man einen Vorwurf machen, dass alles so geschehen war, wie wir es uns in unseren schlimmsten Albträumen nicht hätten vorstellen können? Sollte ich mit meinem Schicksal hadern, dass ich mein Kind in den Himmel abgeben musste?

Es gibt bestimmte Situationen, in denen ich immer wütend werde und mich nicht beherrschen will! Ich kann es nicht ertragen, wenn Eltern mit ihren Kindern ungeduldig sind, sie anschreien oder sogar schlagen. Da werde ich richtig sauer. Ich habe schon einmal eine Mutter gefragt, ob sie mit ihrem Kind so umgehen würde, wenn sie wüsste, dass es nächste Woche tödlich verunglückt? Sie schaute mich völlig entsetzt an. Ob es sie zum Nachdenken anregte? Sie kann ihr Geschenk aus dem Himmel in den Armen halten und ich vermisse Kay unendlich, weil ich ihn so früh in den Himmel abgeben musste! Er fehlt mir jeden Tag.

Selbst in unserer ersten und schlimmsten Zeit der Trauer konnten wir trotzdem andere trösten. Wir erzählten ihnen, welche Zeichen und Wunder wir durch Kay erlebten. Oftmals bedankten sich die Anrufer oder Besucher am Ende unseres Gesprächs, weil wir sie an unserer Trauer teilnehmen ließen und sie unterstützten, ihre Kontaktängste zu überwinden. Manchmal entschuldigten sie sich dafür, dass sie keine Worte finden konnten. Meistens nahmen wir sie in den Arm und versicherten ihnen, dass es völlig in Ordnung ist, weil es in dieser Extremsituation eben auch nichts zu sagen gibt. Die Sprache versagt im Angesicht des Todes.

Wie ich später in einem Buch von Ursula Gast[2] lesen konnte, wurde erforscht, wie das Gehirn in der Trauer reagiert. Es wird beschrieben, wie in der akuten Trauerphase in bestimmten Teilen des Gehirns Blut abgezogen wird, um den Körper zu schützen. Dadurch können wir nicht mehr über richtig und falsch oder gut und schlecht entscheiden. Es müssen neue Ordnungen gefunden werden, den Verlust des lieben Verstorbenen annehmen zu können. Auch im Sprachzentrum wird Blut abgezogen, deshalb macht die Trauer zum Teil völlig sprachlos. Nach und nach reguliert sich wieder die Blutzufuhr im Gehirn und die Realität wird bewusster wahrgenommen.

Samstag, 5. April 2014

Andreas erhielt bei der Polizei die Adresse der Unfallzeugen. Er rief bei dieser Familie an, um sie zu fragen, ob wir sie besuchen dürften. Wir wollten uns bei ihnen bedanken und natürlich auch wissen, was sie bei Kays Unfall gesehen hatten. Sie waren erfreut über seinen Anruf und so vereinbarten wir einen Termin am Samstagmittag. In einem Blumengeschäft kauften wir vier weiße und eine rote Rose – symbolisch für unsere Familie. Kay war die rote Rose; Jenny, Nina, Andreas und ich die weißen.

[2] Sh. Literatur: Trauern mit Leib und Seele von Ursula Gast und Klaus Onnasch

Ein sehr schwerer Gang für uns, weil wir jetzt erfuhren, wie sich der Unfall ereignete. Für Andreas und Nina war es wichtig zu erfahren, wie es zu diesem Sturz kommen konnte, da sie selbst Motorrad fahren. Zumal die Kurve schon vorbei war und Kay auf einer geraden Strecke stürzte. Natürlich wollten wir gerne alles wissen und doch war es beinah unerträglich zu erfahren, was in den letzten Sekunden seines Lebens geschehen war.

Das Ehepaar erzählte uns, dass Kay völlig ruhig angefahren kam. Da der Mann selbst Motorradfahrer ist, beobachtete er wie Kay fuhr. Er fragte uns, ob er Kreislaufprobleme gehabt habe oder über Übelkeit geklagt hätte. Plötzlich hätte er kurz den Lenker hin und her gerüttelt, schlussendlich verzogen und dadurch wäre es zum Sturz gekommen. Er beschrieb es so, dass Kay magisch von der Leitplanke angezogen worden sei. Das Vorderrad des Rollers kam unter die Leitplanke und durch die Wucht des Aufpralls wurde, wie in einem Actionfilm, der Motorroller in zwei Teile gerissen. Die einzelnen Teile flogen bis zu fünf Meter hoch und vierzig Meter weit durch die Luft und fielen verstreut auf beide Fahrbahnen. Keiner konnte sich erklären, wie beim Aufprall der Gurt des Helms in der Mitte durchreißen konnte. Dadurch wurde er Kay vom Kopf gerissen und Kay wurde dreißig Meter weit, ohne Kopfschutz, durch die Luft geschleudert. Dort prallte er auf der Straße auf. Der Zeuge lief sofort zu ihm, stoppte den Verkehr und drehte ihn auf den Rücken. Da war Kay schon tot. Der Notarzt war neun Minuten später am Unfallort. Leider konnte auch er nur noch den Tod feststellen.

Der Zeuge berichtete, dass in dieser Zeit absolute Stille herrschte, tief betroffen im Angesicht des Todes. Alle waren hilfsbereit und umsichtig. Sie benachrichtigten sofort die Polizei und den Notarzt. Ein Autofahrer brachte gleich eine Decke, auf die Kay dann gelegt werden konnte. Die Autofahrer wendeten auf der Straße und fuhren in die andere Richtung zurück. Es gab kein Durchkommen mehr an der Unfallstelle.

Wir brachten dem Ehepaar zwei aktuelle Bilder von Kay mit und sie bedankten sich herzlich. Nun konnten sie sehen, was für ein freundlicher und lebensfroher junger Mann er gewesen war und somit konnten die schweren Bilder des Unfalls verblassen.

Auch für sie war die vergangene Woche sehr schwer gewesen. Sie erlebten den Unfall unmittelbar mit und einen jungen Menschen sterben zu sehen, ist eine unglaubliche psychische Belastung. Sie sahen ständig die Bilder des Unfalls vor ihren Augen und sie bereiteten ihnen schlaflose Nächte. Immer wieder dachten sie sorgenvoll an uns. Wie konnten wir denn mit diesem Schmerz umgehen?

Es war unbegreiflich, dass Kay kaum wahrnehmbare äußere Verletzungen im Gesicht hatte, obwohl er in ca. 5 m Höhe und über 30 m Länge durch die Luft geschleudert wurde.

Eine Woche später war ich wieder bei meinem Hausarzt. Er konnte mit Hilfe eines Pendels oftmals Krankheiten erkennen, für die andere Mediziner Röntgen- und Ultraschallgeräte oder andere Apparate benötigten. Er wollte wissen, ob die Todesursache schon bekannt sei? Ich gab ihm zur Antwort, dass René sagte, dass es ein kleines Tier gewesen sei. Er meinte, dass er einmal *„nachfrägt"*. Er konzentrierte sich auf den Unfall und bekam die Antwort, dass es eine Biene gewesen sei. Sie war in seinen Helm geflogen und Kay erschrak. Drei Sekunden später sei der Aufprall gewesen. Diese Angaben konnten wir anhand der Bremsspuren am Unfallort überprüfen. Sie stimmten mit der Aussage meines Arztes überein.

Dies könnte nun eine Erklärung sein, warum Kay plötzlich mit dem Lenker wackelte und es zum Sturz kam. Es war für uns unglaublich, wie sich alle bisherigen Details zusammenfügten.

Oberflächlich betrachtet, ohne unsere Hintergrundinformationen, gab es keinen ersichtlichen Grund für seinen Unfall.

Es ist unsagbar schwer anzunehmen, dass Kay gegangen ist. Trotzdem sehen wir auch hier einen *„göttlichen Plan"*. Unglaublich, dass er selbst nach diesem schweren Sturz sofort einen Mensch als *„Engel"* an seiner Seite hatte. Dieser beschützte seinen Körper so lange, bis der Verkehr zum Stillstand kam. Er verhinderte, dass noch mehr passieren konnte. Der Zeuge beschrieb uns, dass er sich verantwortlich für Kay fühlte, ihm den Schutz zu geben, den er sich selbst nicht mehr geben konnte. Er war in einer völligen Anspannung, die erst nachließ als der Notarzt eintraf.

Wir sind diesem *„Engel"* von Herzen dankbar, dass er genau zu diesem Zeitpunkt bei unserem Kind war. Dass es nichts Anderes für ihn gab, als Kay vor weiteren Gefahren zu beschützen. Wir luden das Ehepaar zum Trostgottesdienst in unsere Kirche ein und eine Woche später nahmen sie am besagten Gottesdienst teil.

Als sie zu uns zum Verabschieden kamen, waren sie sehr freudig. Sie bestätigten uns, dass sie solch eine Trauerfeier noch nie erlebt hätten. Sie fühlten sich nun auch getröstet, nachdem sie die Zusammenhänge verstehen konnten und waren dankbar, dass sie an diesem Vormittag gekommen waren. Sie sagten meinem Mann, dass nun alles *„rund"* sei und sie beruhigt nach Hause gehen könnten.

... und nun konnten wir das Seil sehen, an dem wir uns in kleinen und unsicheren Schritten entlang hangeln konnten, um irgendwann am anderen Ende des Bergpfades anzukommen.

Wenn uns auch keine Flügel wachsen,
können wir doch einander Engel sein!

Franz Menke

Die zweite Woche nach dem Unfall

Die erste Woche hatten wir *„überlebt"*. Noch immer funktionierten wir nur. Es stand uns der schwerste Abschied in unserem Leben bevor. Es sollte die Urnenbeisetzung und die Trauerfeier für Kay stattfinden. Jeder von uns trauerte auf seine eigene Art – gemeinsam und dann wieder alleine. Andreas zog sich oft zurück und wir sahen erst später, wie er sich mit Kay verbunden hatte. In diesen Tagen schrieb er einen wundervollen Dank an seinen Sohn Kay in Facebook:

Mein geliebter Kayli,

- *DANKE, dass wir Dich haben und genießen durften,*
- *DANKE, dass Du so vielen lieben Menschen ein Beispiel der Nächstenliebe gegeben hast,*
- *DANKE, dass Du Dich nie in den Vordergrund gedrängt und lieber im Hintergrund Gutes getan hast – ohne darüber zu reden,*
- *DANKE, dass Du nicht so viel über das Evangelium Christi gesprochen, sondern es in Dir getragen und danach getan hast,*
- *DANKE, für die vielen Tischgebete, die Du für uns gesprochen hast,*
- *DANKE, dass Du trotz mancher „Hänseleien" und „Ausgrenzungen" in Deiner Kindheit Deinen Weg weitergegangen bist und weiterhin für Dich und andere da warst,*
- *DANKE, dass Du Dich so fürsorglich um Deinen besten Freund Marcel gekümmert hast,*
- *DANKE, dass Du Deine Kollegen und Auszubildenden immer unterstützt hast und ihnen ein Freund warst,*
- *DANKE, dass Du Dich als Zivi so herzlich um die Heimbewohner im Rösselsbrünnle gekümmert hast,*
- *DANKE, dass Du so empathisch warst und immer gefühlt hast, was Du selbst und andere gebraucht haben,*
- *DANKE, dass Du Dich insbesondere um die „Schwächeren"*

und „Bedürftigen" gekümmert hast, obwohl Du dafür nicht immer den verdienten Respekt erhieltst,

- *DANKE, dass Du viele Autos besorgt, geprüft und repariert hast, um Deine Lieben sicher im Straßenverkehr fahren zu lassen,*
- *DANKE, dass Du uns so viele humorvolle Stunden als Entertainer und Imitator geschenkt hast,*
- *DANKE, für das was Du getan hast, um anderen eine Freude zu bereiten und dass es ihnen gut geht,*
- *DANKE, für Deine offene, ehrliche, freudige, friedvolle, herzliche, harmoniesuchende, fürsorgende und liebevolle Art, wie Du mit anderen Menschen umgingst,*
- *DANKE, für die vielen Schokoladenkuchen, die Du uns gebacken hast,*
- *DANKE, dass Du noch in den letzten Tagen alle Dir wichtigen und nahestehenden Menschen besucht und Ihnen wie immer gut getan hast,*
- *DANKE, dass Du Deine Schwesterherzen so innig geliebt hast,*
- *DANKE, dass Du Mom und mich so sehr geliebt hast,*
- *DANKE, dass Du Deine Verwandten und Freunde geliebt hast und sie am liebsten immer um Dich herum haben wolltest,*
- *DANKE, für so manchen Gruß aus der Ewigkeit, den Du uns in den letzten Tagen zum Trost zugesandt hast,*
- *DANKE, dass Du weiterhin so nahe bei uns bist und bleibst,*
- *DANKE, für das wunderbare Vermächtnis, das Du uns zurückgelassen hast,*
- *DANKE, für die wunderschönen Erinnerungen die wir alle jetzt an Dich haben ...*

Ich liebe Dich - Dein Dad

Diese Liebe brachte Andreas zehn Tage nach dem tödlichen Unfall zum Ausdruck. Es sollte ein letzter Liebesdienst für seinen Sohn sein.

Kay hatte die Kleider, die er in den Tagen vor seinem Unfall trug, gegen seine Gewohnheit noch nicht in den Wäschekorb gelegt. Aus diesem Grund wollte Andreas Kays Zimmer so aufräumen, wie er es selbst immer getan hatte. Kay war immer darauf bedacht, dass sein Zimmer ordentlich und sauber war. Er erstellte sogar eine *„Zimmerordnung"*, wie sein Zimmer betreten werden durfte:

· keine Straßenschuhe,
· es wird nicht gegessen,
· nur mit gewaschenen Händen,
· Niesen und Husten nur mit vorgehaltener Hand.

Darüber amüsierten wir uns, weil diese Regeln ca. zwei Wochen eingehalten wurden und dann sah er es auch nicht mehr so eng. Seine Freundin kippte gleich in den ersten Tagen ein Glas um. Das Wasser breitete sich auf dem Teppich aus und suchte sich seinen Weg. Gott sei Dank war es seiner Freundin passiert. Ihr war er nicht böse und so konnten die strengen *‚Zimmerregeln'* etwas gelockert werden.

Andreas räumte an jenem Donnerstag Kays Zimmer auf. Die Wäsche legte er in den Wäschekorb und brachte ihn gleich in die Waschküche. Normalerweise wäre da nichts dagegen einzuwenden gewesen, aber in diesem Fall konnten meine Töchter und ich das nicht verstehen. Es war das letzte, was Kay uns in seinem Zimmer hinterlassen hatte. Wir brauchten den Geruch seiner Kleider, seiner Bettwäsche, denn so konnten wir ihn wenigstens noch riechen. Es war für uns Frauen unfassbar. Spät abends fragte Nina, ob ich nach oben kommen könnte. Das Zimmer sah aus wie ein Ausstellungsraum in einem Möbelhaus. Alles war korrekt gestellt. Auf der weißen Kommode, auf der bisher Kays *„Oscar"*, ein paar Bilder und persönliche Dinge standen, lag nun der Motorradhelm, das Nummernschild des Motorrollers und der abgerissene Tacho. Uns blieb die Luft weg. Wir fingen an zu weinen. Ich ging sofort in den Keller, um alle Kleidungsstücke von Kay nach oben zu holen. Wir legten wieder alles auf seinen Sessel, auch wenn nun die Anordnung nicht mehr so war, wie Kay das Zimmer verlassen hatte. Als wir Andreas fragten, warum er alles wegräumte, obwohl wir das unbedingt gebraucht hätten um für uns zu trauern, weinte er mit uns. Es tat ihm unendlich leid, dass er in diesem Fall nur an Kay dachte. Er wollte für ihn diesen letzten Liebesdienst tun und sein Zimmer aufräumen. Außerdem wollte er für sich mit den oben erwähnten Gegenständen eine *„Gedenkecke"* einrichten. Sie sollte ihm ermöglichen, sich in Kays Zimmer zurückziehen, um an ihn denken und trauern zu können. Wir sprachen darüber und waren ihm nicht böse. Wir konnten ihn verstehen, obwohl wir Frauen uns dabei nicht besser fühlten.

In dieser schweren Zeit erlebten wir unsere unterschiedliche Art zu trauern. Alle waren unglaublich sensibel und dünnhäutig und der kleinste Anlass konnte zu Unstimmigkeiten führen. Immer wieder hatten meine Töchter und ich heftige Tränenausbrüche, wobei Andreas nur ab und zu im Stillen weinte. Er erzählte uns später, dass er seit dem Moment, als er Kay auf der Straße liegen sah, wie in Trance war und funktionierte und tagelang nur in bestimmten Situationen weinen konnte. Erst der Trostgottesdienst brach alle Dämme und endlich konnte er seinen toten Sohn beweinen.

Ein guter, edler Mensch, der mit uns gelebt hat,
kann uns nicht genommen werden;
er lässt eine leuchtende Spur zurück
gleich jenen erloschenen Sternen,
deren Bild noch nach Jahrhunderten
die Erdbewohner sehen.

Thomas Carlyle

Botschaften

... mit dem Weitblick des Himmels ...

Nachdem unser Freund aus der Schweiz uns die Blumen überreichte, erzählte er uns, dass Kay ihm *mitgeteilt* hätte, dass wir uns an seinen 18. Geburtstag erinnern sollten. Er sagte: *„Er hat euch damals eine Botschaft hinterlassen.“* René meinte noch, dass er keine Ahnung hat, was damit gemeint sei. Er kam erst seit einem Jahr zu uns und hatte mit Kay nur wenig Kontakt gehabt.

Er konnte es nicht wissen!

Wir überlegten. Kay hatte damals, als ich ihn ein paar Wochen vorher fragte, wie er seinen Geburtstag feiern wolle, erstaunt geschaut. Er sagte mir, dass er doch gar nicht da sei. Ich war überrascht und fragte nach, wo er denn sei? Und er meinte grinsend, dass er den ganzen Tag Auto fahren würde.

Kay war schon als kleiner Junge ein Autofan und er konnte ab seinem vierten Lebensjahr schon die Unterschiede der verschiedenen Fahrzeugtypen erklären. Da war die Schlussleuchte runder, die Stoßstange vielleicht höher, das Heck breiter, usw. Unglaublich, wie er sich diese Unterschiede einprägen konnte. Er kannte von allen Autos die Unterschiede der verschiedenen Modelle.

Er saß oft stundenlang in unseren Autos draußen und machte in seiner Fantasie die tollsten Spritztouren. Wenn die Haustür offen und Kay ansonsten nicht zu sehen oder zu hören war, wusste ich, dass er sich den Autoschlüssel geholt hatte und vor der Haustür Auto fuhr. Oftmals durften sein Freund Marcel und sein Cousin Alexander als Beifahrer dabei sein. Er erklärte ihnen dann, wie das Autofahren richtig funktioniert.

Eines Tages sprach er einen jungen Mann in der Nachbarschaft an, ob er wohl einmal mit seinem Auto fahren dürfte? Er wollte gerne einen Opel Corsa Probefahren. Lachend überließ der Nachbar, der Thomas hieß, Kay und Marcel das Auto und nach zwei Stunden gaben sie ihm glücklich Bescheid, dass die *„Spritztour"* beendet sei.

Am Abend erzählte mir Kay, wie nett Thomas sei. Ich kannte niemanden in der Nachbarschaft mit diesem Namen. Verschmitzt lächelte er und deutete auf das kleine rote Auto vor der Haustür. Da ich den bisher namenlosen Autobesitzer dieses Autos vom Sehen kannte, wusste ich nun, dass er mit Vornamen Thomas hieß.

Kay sparte schon als kleiner Junge sein Taschengeld, weil er unbedingt an seinem achtzehnten Geburtstag ein eigenes kleines Auto haben wollte. Er begann rechtzeitig mit seinem Führerschein, damit er am 15. Mai 2009, seinem 18. Geburtstag, mit seinem ersten und selbst bezahlten kleinen Auto losfahren konnte. Tatsächlich war er an diesem Tag immer nur kurz zu Hause, um den nächsten Autoschlüssel von einem Besucher in Empfang zu nehmen. So schaffte er es, mindestens mit zehn Autos zu fahren und eine Spritztour zu unternehmen. Das war sein größtes Geschenk an diesem Tag. Mehrmals sagte er an diesem Tag zu uns allen:

„Heute beginnt mein neues Leben." An diesen Satz erinnerten wir uns und wir verstanden die damalige Botschaft so, dass er uns heute mitteilen wollte:

„Ich bin schon einmal in den Himmel vorausgegangen. Ab jetzt

beginnt dort mein neues Leben."

In diesen Tagen wurden wir auf Kays Lutherbibel aufmerksam, die im Bücherregal in seinem Zimmer lag. Er hatte ein Lesezeichen an folgender Bibelstelle eingelegt:

Siehe da, die Hütte Gottes bei den Menschen! Und er wird bei ihnen wohnen, und sie werden sein Volk sein, und er selbst, Gott mit ihnen, wird ihr Gott sein; und Gott wird abwischen alle Tränen von ihren Augen, und der Tod wird nicht mehr sein, noch Leid noch Geschrei noch Schmerz wird mehr sein; denn das Erste ist vergangen.
Offenbarung 21, 3-4

Wieder ein liebevoller Hinweis von Kay für uns. Ein kleiner Lichtschimmer aus der Ewigkeit in unsere dunkle Welt der Tränen und der Trauer.

Ihr, die ihr mich so geliebt habt,
seht nicht auf das Leben,
das ich beendet habe,
sondern auf das, welches ich beginne.

Aurelius Augustinus

Beisetzung

... ist mit dem Tod wirklich alles zu Ende?

Freitag, 11. April 2014

Wie schon erwähnt, war unser lieber Freund Norbert am 27. März 2014 verstorben und seine Trauerfeier war am 5. April. Der Trostgottesdienst sollte für Kay in der gleichen Kirche und auch an einem Samstag stattfinden. Verwandte und Freunde wollten von weit her anreisen und so planten wir die Urnenbeisetzung auf Freitag, den 11. April und den Trostgottesdienst auf Samstag, den 12. April.

Es fällt schwer, an diese Termine zu denken, denn sie brachten uns unwiderruflich den endgültigen Abschied von Kay auf dieser Erde.

Die Urnenbeisetzung auf dem Friedhof fand nur im engsten Familien- und Freundeskreis statt. Dennoch waren über vierzig Trauernde anwesend. Wenn das Wetter unsere Trauer und Stimmung hätte ausdrücken können, wären wir bei minus 60 Grad und tiefer Dunkelheit am Grab gestanden. Es war jedoch ein strahlender Sonnentag.

Die Urnenbeisetzung fand um 11 Uhr morgens statt, es wurden über 20° Grad gemessen und keine Wolke war am strahlend blauen Himmel zu sehen. Nicht zu glauben, dass wir uns wieder auf einem der schwersten Wege unseres bisherigen Lebens befanden. Wie konnte an solch einem Trauertag die Sonne strahlen, die Vögel zwitschern und Schmetterlinge in der Luft tanzen?

Wir mussten am Grab Abschied nehmen von unserem geliebten Kay, unserem Sonnenschein. Wie sollten unsere Herzen diesen Schmerz ertragen, wie konnten wir damit weiterleben?

Wir trafen uns auf dem Vorplatz der Kapelle und warteten, dass wir zusammen die 30 Meter bis an das Grab mit Kays Urne gehen würden. Ungewöhnlich war, dass der städtische Bedienstete mit der Urne schon vorausgegangen war und darauf wartete, dass wir zum Grab kamen. Als alle versammelt waren, wurde zunächst ein Gebet gesprochen. Trotz aller Trauer konnten wir auch bei der Ansprache am Grab über kleine Anekdoten von Kay lachen. Wir spürten ihn förmlich neben oder über uns – auf jeden Fall sehr nah, selbst wenn wir ihn körperlich nicht sehen konnten. Wir waren unendlich dankbar, dass wir durch das wunderschöne Wetter ein bisschen getröstet wurden. Das war für uns nicht selbstverständlich.

Kays Kollegen dachten sich etwas Besonderes für ihn aus, das uns allen ein Lächeln auf das Gesicht zauberte.

Kay kaufte sich ein halbes Jahr vorher, wie erwähnt, ein neues Auto – einen kleinen schwarzen Flitzer. Innen waren die Sitze schwarz mit roten Rändern, auf den Felgen war ein kleiner roter Punkt und auf dem Kühlergrill ein dezenter roter Streifen. Seine Kollegen bestellten dieses Auto in Miniatur, bauten es komplett auseinander, lackierten es schwarz und versahen es mit diesem dezenten Rot. Nun sah das Miniaturauto genauso aus wie Kays Original. Dieses kleine Auto setzten wir auf die weiße Urne – sein Auto gaben wir ihm also mit in das Grab. Nina dachte daran, drei *„Tränende Herzchen"* abzuschneiden, damit wir sie Kay ins Grab geben konnten.

Es war mir ein Bedürfnis, als erste an Kays Grab zu gehen. Ich musste mich hier vom Körper meines geliebten Kindes verabschieden. Dieser, bis zu Kays Unfall, nie gekannte Schmerz meldete sich erbarmungslos. Ich hatte das Gefühl, als würde mein Herz immer und immer wieder neu aus meinem Leib gerissen. Ich kniete am Grab vor diesem Erdloch und wäre am liebsten mit darin verschwunden. Solch ein unmenschlicher Schmerz sollte den Müttern, Eltern und Geschwistern erspart bleiben – SOLLTE ...!

Ich sah mein Kind in Gedanken strahlend vor mir, ich wusste, er war im Himmel angekommen. Vorsichtig legte ich ein kleines *„Tränendes Herz"* auf seine Urne und dankte ihm nochmals, dass er zu mir auf die Erde gekommen war und dass er mir so viel Glück geschenkt hatte. Ich stand auf und weiß bis heute nicht, wie ich diesen Trennungsschmerz überleben konnte. Andreas verabschiedete sich von seinem geliebten Sohn Kay. Wie war sein Herz so schwer und seine beiden Schwesterherzen Jenny und Nina standen fassungslos am Grab ihres geliebten kleinen Bruders. Sie legten die beiden kleinen *„Tränenden Herzen"* in sein Grab – symbolisch für ihre untröstlichen und weinenden Herzen.

Neben dem Grab stand ein Korb voller Rosenblätter. Die Trauernden füllten jetzt nach und nach das Grab mit Rosen. Es sollte alles leicht und voller Blumen sein. Kay hatte alle Blumen geliebt und immer besonders gerne daran gerochen. Nun symbolisierten die Rosenblätter mit ihrem herrlichen Duft einen liebevollen Abschiedsgruß von uns allen an Kay.

Yves legte ein bedrucktes T-Shirt zu Kay ins Grab, das für beide von besonderer Bedeutung war. Yves und Kay bildeten beim Gocard-Fahren immer ein Team. Sie nannten sich *„Le KaYves*

Racing Team" und ließen sich extra T-Shirts mit diesem Namen bedrucken. Da sie nun nie mehr gemeinsam im Team fahren konnten, legte Yves sein Shirt in Kays Grab.

Seine Cousinen Selina, Deliah und Leticia legten ein Band, das mit Namen bestickt war, als einen letzten Gruß in Kays Grab.

Seine Oma Olga hatte für die Enkel zur Taufe ein Taufkleid genäht. Dazu bestickte sie ein Band mit den Namen der sieben Enkelinnen und mit dem Namen des einzigen Enkels – Kay Nicolas. Dieses Band war ein Symbol dafür, dass alle Cousinen für immer mit dem Band der Liebe mit ihrem Cousin verbunden blieben.

Als wir uns alle am Grab von Kay auf unterschiedlichste Weise verabschiedet hatten, kamen noch alle, die daran teilgenommen hatten, mit zu uns nach Hause. Niemand wollte alleine sein; so viele Gefühle, Eindrücke und Gedanken gab es auszutauschen. Wir bestellten große Pizzen und da das Wetter so schön war wie im Sommer, hielten sich alle auf der Terrasse und im Garten auf. Dort konnten wir essen und es tat allen gut, in dieser Gemeinschaft über unsere Erlebnisse und Wahrnehmungen zu sprechen. Und alle Familienangehörige waren bei uns zu Hause, wie Kay sich das immer gewünscht hatte. Die Familie sollte bei ihm immer zusammen sein und miteinander reden, lachen und füreinander da sein. Wir wussten, dass er mitten unter uns war und dass er sich riesig freute, dass er es wieder schaffte, die Familie zu vereinen – jetzt sogar noch aus dem Himmel heraus.

Obwohl auch dieser Tag sehr schwer begann, erlebten wir zwischendurch doch Leichtigkeit. Diese konnten wir uns nur durch die vielen liebevollen Begegnungen mit Kay erklären. In verschiedenen Situationen, die so traurig waren, dass wir immerzu nur geweint hätten, konnten wir ihn spüren. Gedanken und Erinnerungen halfen uns, die Trauer für einige Momente zu vergessen und herzhaft zu lachen. So hatte er gelebt. Kay spürte immer, wenn es jemandem nicht gut ging.

In den ersten Tagen nach dem Unfall erhielten wir viele Besuche von Menschen, die in einer engeren Beziehung zu Kay standen. Diese erzählten uns manche Episode, in denen Kays großes Einfühlungsvermögen zu spüren war. Oftmals besuchte er diese Menschen, weil er fühlte, dass es ihnen gerade nicht gut ging. In diesen kurzen Besuchen oder Gesprächen vermittelte er Freude und gute Laune, sodass es ihnen anschließend gleich viel besser ging. Immer fand er ein liebes Wort, eine aufmunternde Geste oder eine witzige Idee, über die man lachen musste. Seine Lehrerin, die schwer krank geworden war, beschrieb es so:

„Wenn Kay kam, ging die Sonne auf und als er gegangen ist, hat er sie dagelassen – dann ging es mir tagelang gut.“

Und so fühlten auch wir jetzt seine Nähe und Unterstützung aus dem Himmel in liebevollen Erinnerungen und Gedanken, damit wir in unserer Trauer um ihn nicht vollkommen erstarrten.

Andreas sammelte in dieser Woche viele Bilder von Kay und schnitt sie zu einer lautlosen Diashow zusammen. Ich saß mehrere Stunden im Wohnzimmer und schaute immer wieder die gleichen Bilder von vorne an. Ich ließ die vielen wunderschönen Erinnerungen und liebevollen Momente der letzten 23 Jahre an mir vorüberziehen, die für uns Glück, Freude, Lernerfahrungen und Harmonie bedeuteten.

Am Nachmittag schmückten Jenny und Nina gemeinsam mit ihren Tanten Conny und Martina den Altar in der Kirche und die Tische für die Kondolenzlisten. Sie stellten symbolisch vier weiße Rosen auf den Altar. In der Mitte die rote Rose für Kay und rechts und links standen jeweils fünf Kerzengläser – auch hier vier weiße Kerzen und eine rote Kerze in der Mitte. So blieb unser Sonnenschein mit dem Blumenschmuck und den Kerzen symbolisch in unsere Familie eingebettet.

Vor dem Altar stand eine Staffelei mit Kays Bild und wir hatten insgesamt 22 Kerzengläser aufgestellt. Die darin brennenden Kerzen symbolisierten seine Lebensjahre auf der Erde.

An diesem Nachmittag schickte Kay allen, die die Kirche so liebevoll schmückten, ein kleines Zeichen. Nachdem der Blumenschmuck fertig war und alle Kerzengläser verteilt waren, fragte Tante Conny, von den Kindern liebevoll Neli genannt: *„Und Kayli, bist du mit uns zufrieden?“* In diesem Moment hörten sie einen leisen Klang, als hätte man mit zwei Gläsern angestoßen. Als sie das Hauptschiff der Kirche verließen, sahen sie noch einmal prüfend zurück. Nun schien die Sonne durch ein Fenster und ein Sonnenstrahl fiel genau auf das Bild von Kay – es war in Sonnenlicht eingetaucht.

Da Kays Urne im Grab von meiner Mutter – seiner Omi Elsbeth – beigesetzt wurde, baten wir darum, auf Blumenspenden zu verzichten. Es wäre zu schade gewesen, wenn kein Platz für die Blumen gewesen und alles schnell verwelkt wäre. Kays Tanten, Onkel und Großcousinen hatten jedoch ein großes Herz mit roten und weißen Rosen vor den Altar gelegt und auf der Schleife stand:

In innigster Liebe.

Die Cousinen und Cousins dachten sich etwas Besonderes aus. Kay, als Autonarr, bekam ein großes Lenkrad aus Blumen. Auf die Schleife ließen sie folgendes drucken:

Durch Dich hatten wir so viel mehr Liebe, Güte und Wahrheit in unserem Leben. Du bleibst immer in unseren Herzen.
Deine Cousins und Cousinen.

Danke für den Weg, den du mit uns gegangen bist.
Danke für die Hand, die uns so hilfreich war.
Danke für deine Nähe, die uns Geborgenheit gab.
Danke, dass es dich gab.
Danke für all deine Liebe.

Rainer Maria Rilke

Trostgottesdienst

... gibt es Tröstung in diesem Schmerz?

Samstag, 12. April 2014

Als ich morgens, nach einer kurzen Nachtruhe mittels Schlaftabletten, aufstand, war Andreas schon in der Küche und frühstückte. Kurze Zeit später verließ er das Haus. Er wollte Ruhe in der Natur suchen und Zwiesprache mit Kay halten. Nach einiger Zeit kam er zurück und schenkte mir einen wunderschönen Blumenstrauß. In der Mitte war ein kleines rotes Herz aus Samt. Er gab ihn mir mit den Worten: *„Ich danke Dir für unseren tollen Sohn, dass Du ihn so geliebt hast, immer für ihn da warst und ihn so gut erzogen hast, dass er heute bei allen so beliebt ist. Danke!"* Ich war unglaublich gerührt und wir weinten beide gemeinsam um unseren Sohn.

In diesem Augenblick erinnerte ich mich daran, dass seine beiden Schwesterherzen, als sie noch klein waren und sich so sehr ein Brüderchen wünschten, jeden Abend in ihrem Nachtgebet um einen kleinen Bruder baten. Und nun war er uns schon in den Himmel vorausgegangen.

Gegen zehn Uhr am Vormittag fuhren wir gemeinsam in unsere Kirche. Andreas nahm die Kamera mit, weil wir diese besonderen Momente in Bild und Ton festhalten wollten.

Auch heute höre ich mir in einer ruhigen Stunde diesen besonderen Gottesdienst an. Er wurde für uns alle zu einem besonderen Trost.

Als wir in die Kirche kamen, strahlte uns schon das Bild von Kay entgegen. Wir wählten das letzte Bild, das Nina von ihm eine Woche vor seinem Unfall aufgenommen hatte, aus und ließen es in zwei verschiedenen Größen anfertigen. Das große Bild für die Staffelei und zwei kleinere Bilder für die Kondolenztische. Auf diesen Tischen stand neben seinen Bildern jeweils eine weiße Rose in einer Vase. Wir stellten erstaunt fest, dass schon viele Menschen in der Kirche waren. Manche schauten uns stumm an, andere drückten uns still die Hand oder umarmten uns liebevoll.

Unser Gemeindechor und die Orchesterspieler saßen oben auf der Empore und schon vor dem Gottesdienst wurde herzberührend gesungen und gespielt. Es war eine sehr feierliche und friedvolle Ruhe eingekehrt.

Zu Beginn des Gottesdienstes wurde das Lied aus dem neuapostolischen Gesangbuch gesungen:

1. Gleich wie die schimmernden Sterne erblassen,
strahlet der leuchtende Morgen sie an.
Wirst du die Welt und ihr Tagwerk verlassen,
Eines besteht: was du liebend getan!
Refrain: Eines bestehet, nimmer vergehet,
nimmer vergehet, was du liebend getan.
Wirst du die Welt und ihr Tagwerk verlassen,
nimmer vergeht, was du liebend getan.

2. Wo du im Lenze gepflanzt und gesät,
wirst du gewisslich die Ernte empfangen.
Schnell sind des Sämannes Spuren verweht,
eines besteht: Was du liebend getan.
Refrain ...

3. Hast du für Gott und die Wahrheit gestrebt,
wacker gekämpft wider Sünde und Wahn,
wirst du vergessen doch bleibt und lebt,
reifet zur Frucht, was du liebend getan.
Refrain ...

4. Himmlische Gaben – wer kann sie ermessen? -
werden die Treuen vom König empfangen.
Keinem der Seinen wird Jesus vergessen,
was er im Leben hat liebend getan.
Refrain ...

Horatius Bonar (1808-1889)

Das Textwort für den Trostgottesdienst stand in Johannes 14, aus 19

„Ihr aber sollt mich sehen, denn ich lebe und ihr sollt auch leben."

Wir hatten schon an vielen Trauerfeiern teilgenommen. In unserem christlichen Glauben ist es für uns eine Gewissheit geworden, dass wir uns wiedersehen dürfen, wenn auch wir in unsere Heimat, den Himmel, zurückkehren. In diesem Trostgottesdienst allerdings wurde klar und deutlich gesagt, dass wir nicht erst darauf warten müssen, bis wir in unserer Heimat ankommen, sondern dass Kay sich zeigen darf, dass er lebt und wir ihn sehen dürfen:

- in Erinnerungen können wir ihn wahrnehmen und sehen
- seine Gedanken werden wir in unseren Herzen fühlen
- er darf uns Zeichen und Impulse schicken
- er wird unser Leben aus der Ewigkeit heraus mit weitergestalten

Diese Gedanken trösteten uns sehr.

Es wurden einige Episoden aus Kays Lebenslauf vorgelesen, wie er in seiner kindlichen und jugendlichen Art gehandelt hatte, sodass sogar während der Trauerfeier gelacht wurde.

Beispielsweise wurde erzählt, wie Kay als vierjähriger Junge eine alte Dame ansprach, die vor unserem Haus eine Pause einlegte. Sie trug schwere Taschen und war erschöpft. Er sagte zu ihr, dass sie ihre schweren Taschen abstellen solle. Sie könne warten, denn seine Mama würde sie gleich nach Hause fahren. Natürlich war das nicht mit mir abgesprochen, aber er wusste ja, dass er sich auf die Mami verlassen konnte. Wenn er diese Idee hatte, würde ich ihn in seinem Vorhaben auch unterstützen.

Einige Tage später kam die alte Dame an unserem Haus vorbei und da ich gerade aus der Tür kam, fragte sie mich, ob ich die Mama des kleinen Kays sei. Als ich ihre Frage bejahte, erzählte sie mir von dieser Begebenheit und wie sie sich über diesen kleinen achtsamen Jungen gefreut hätte. Sie wäre aber schnell weitergegangen, da sie mich nicht bemühen wollte. Kay erzählte mir nichts davon.

Ein anderes Mal bat er im Alter von fünf Jahren im Hochsommer einen Lieferanten in unsere Küche herein, um etwas zu trinken. Der Mann schwitzte stark und hatte eine lange Fahrt im Auto verbracht. Er saß eine Stunde erzählend bei mir in der Küche und trank entspannt sein Wasser. Kay war derweil schon wieder spielen gegangen. Als mein Mann nach Hause kam, begrüßte er den Fremden und später wollte er von mir wissen, wer das denn gewesen sei. Ich antwortete ihm, dass ich diesen Mann auch nicht kannte. Kay lud ihn kurzerhand zu einer kleinen Rast ein.

Natürlich sorgten diese Anekdoten für Heiterkeit und wir sahen in diesem Gottesdienst Kay deutlich vor uns. Er strahlte nicht nur auf dem Bild, das vor dem Altar stand, sondern sein Strahlen war überall in der Kirche zu spüren. Es war ungewöhnlich, aber Kay konnte auch in diesen Momenten eine unvergleichliche Atmosphäre schaffen, die alle Beteiligten tief berührte und beeindruckte. Über 1000 Menschen waren zu diesem Gottesdienst gekommen. Für uns ein besonderer Trost, dass so viele Menschen Anteil an seinem Tod nahmen und unseren geliebten Kay so wertschätzten.

Zusammenfassend wurde Kays Leben in seiner Fürsorge, Umsicht und Liebe für andere Menschen mit folgendem Vers von einem unbekannten Dichter beschrieben:

> *„Das will ich mir schreiben in Herz und Sinn,*
> *dass ich nicht für mich selbst auf Erden bin.*
> *Sondern die Liebe, von der ich lebe,*
> *auch liebend an andere weitergebe."*
>
> (Verfasser unbekannt)

Kann es ein schöneres Wort für einen jungen Mann von nicht einmal 23 Jahren geben, der sein kurzes Leben in der Liebe zu Gott und seinen Engeln, seiner Familie und anderen Menschen lebte? Wir waren unendlich dankbar dafür, dass auch andere Menschen Kay nun im Abschied diese Liebe und Achtung entgegenbrachten. Wenn Kay sich uns hätte zeigen und sprechen können, hätte er lächelnd den Kopf geschüttelt und gesagt, dass er doch gar nicht so viel getan hatte. Für ihn war Vieles selbstverständlich, was für andere eine große Herausforderung bedeutet hätte.

Die Predigt wurde musikalisch umrahmt und der Chor sang einen irischen Segensgruß:

Mögen sich die Wege vor deinen Füßen ebnen,
mögest du den Wind im Rücken haben
und bis wir uns wiedersehn, und bis wir uns wiedersehn,
möge Gott seine schützende Hand über dir halten.

Dieser Segensgruß war mit Sicherheit auch Kays tiefster Wunsch für uns alle die um ihn trauern, weiterzumachen –

„und bis wir uns wiedersehn, möge Gott seine schützende Hand über uns halten."

Im Anschluss des Trostgottesdienstes sang der Männerchor:

Von guten Mächten wunderbar geborgen,
erwarten wir getrost, was kommen mag.
Gott ist bei uns am Abend und am Morgen
Und ganz gewiss an jedem neuen Tag.
Dietrich Bonhoeffer

Als Schlusslied sang der gemischte Chor:

Selig sind die Sanftmütigen –
denn sie werden das Erdreich besitzen.
Selig sind die Friedfertigen –
denn sie sollen Gotteskinder heißen.
Matthäus 5,5 und 9

Es war für uns unbeschreiblich, dass unser Dirigent Bernd-Jürgen Kulick für Kay extra ein Requiem – „Im Gedenken"[3] komponierte. Dieses Musikstück wurde im Trostgottesdienst vom Orchester vorgetragen. Wir waren über diese Wertschätzung, die er unserem Kind gegenüber erwies, sehr berührt und dankbar.

[3] www.YouTube.com - Kay Nicolas Bohnert - Im Gedenken -

Auch dieser Tag hatte ein besonderes Gepräge und bis spät in die Nacht blieben wir von lieben Menschen umgeben.

Es war für uns überwältigend, wie viel Liebe wir erleben durften, in dieser für uns immer noch unwirklichen Zeit. Wir empfingen viel Trost durch den Gottesdienst und die Anteilnahme so vieler lieber Menschen, die aus unterschiedlichen Teilen Deutschlands gekommen waren.

Freundinnen unserer Töchter waren mit Bus, Bahn oder Autos angereist. Eine liebe Freundin kam sogar aus London. Sie war früh am Morgen aufgebrochen, um rechtzeitig um 11 Uhr beim Trostgottesdienst dabei sein zu können. Diese Freundinnen sahen Kay zwar nie, aber die Schwestern berichteten so viel über ihn, dass sie ihn aus diesen Erzählungen heraus gut kannten. Das erstaunte Jenny und Nina. Es war ihnen gar nicht bewusst gewesen, dass sie in ihrer engen Verbindung und tiefen Liebe zu ihrem Bruder immer wieder von ihm sprachen.

Frühere Arbeitskollegen von Andreas waren von weit her angereist. Sie lernten Kay, zum Teil Jahre zuvor, kennen und ihnen war es ein besonderes Bedürfnis, an diesem Tag von ihm Abschied zu nehmen.

Da wir auch an diesem Samstag wunderschönes Wetter mit frühsommerlichen Temperaturen von bis zu 25 Grad hatten, konnten wir im Garten Kaffee und Kuchen anbieten. Wir saßen zusammen und jeder erzählte etwas über Kay. Obwohl wir in unserer Trauer um ihn gefangen waren, konnten wir ihn deutlich bei uns fühlen. Er war mitten in unserem Kreis. Und wie ich ihn kenne, war er sehr glücklich, dass so viele liebe Menschen sich die Zeit nahmen, um seine Familie in ihrem Schmerz zu trösten.

Ich weiß, dass er sich bei allen herzlich für ihr Kommen bedankt hätte. Es wäre für Kay nicht selbstverständlich gewesen, dass so viele Menschen einen weiten Weg für ihn auf sich nahmen.

Gemeinsam schauten wir uns die vielen Seiten der Kondolenzlisten an. Wir konnten es nicht fassen. Es waren über tausend Unterschriften und einige fehlten sogar. Da sich eine lange Schlange vor den Kondolenztischen bildete, wollten uns viele Freunde und Bekannte lieber persönlich kondolieren. Welcher Trost war es für uns, unseren Sohn so geliebt und geachtet zu wissen von so vielen Menschen, die ihm die letzte Ehre erwiesen.

... nun konnten wir das Seil ergreifen, das über den Abgrund gespannt war. Es gab uns für die kommende Zeit Halt, um die nächsten Schritte, zwar unsicher und von der Trauer überschattet, aber gestärkt gehen zu können. In der Ferne sahen wir den sicheren Bergweg, den wir erreichen wollten.

Von ganzem Herzen DANKE.

Die Hoffnung ist wie ein Sonnenstrahl,
der in ein trauriges Herz dringt.
Öffne es weit und lass sie hinein.

Christian Friedrich Hebbel

Weiterleben

... bis jetzt haben wir überlebt.
Geht das Leben wirklich weiter?

Nach der Urnenbeisetzung und dem Trostgottesdienst begann für uns ein Zeitabschnitt der Ruhe.

Bereits am ersten Sonntag, an dem wir uns plötzlich das erste Mal alleine in unseren eigenen vier Wänden wiederfanden, brach die Erinnerung an unser gewohntes Leben vor dem Unfall über uns herein. Als wir den Mittagstisch deckten, überlegte ich ernsthaft, ob ich auch ein Gedeck für Kay auflegen sollte. Ich konnte mich nicht entscheiden, was schlimmer war: Seinen Platz leer zu lassen oder auf den leeren Teller zu schauen. Ratlos schaute ich meine Töchter an und wir entschieden uns dafür, seinen Platz frei zu halten. So hatte er die Möglichkeit, bei uns zu sitzen, selbst wenn wir ihn mit unseren Augen nicht sehen konnten. Unsere Herzen spürten jedoch seine Nähe. Das Tischgebet, das Kay schon als kleiner Junge immer gesprochen hatte, musste nun von uns übernommen werden. Und wer, wenn nicht Kay, sollte uns jetzt zum Lachen bringen?

Die grausame Realität hielt Einzug, ohne uns nach unserer Meinung zu fragen. Die Besucher kamen nicht mehr täglich, sondern eher sporadisch. Wir nahmen uns die Zeit, um die vielen Kondolenzkarten und -briefe zu lesen, aufzulisten und zu sortieren, damit wir uns bei jedem Einzelnen bedanken konnten. Es war für uns überwältigend, wie viele liebe Menschen

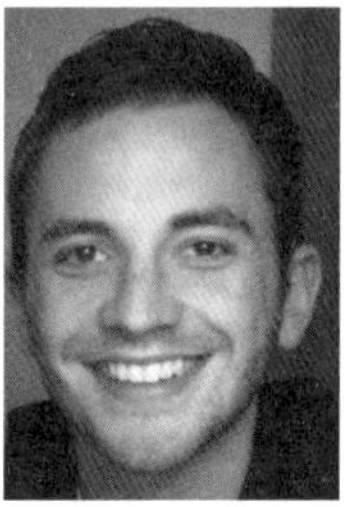

Ihr aber sollt mich sehen,
denn ich lebe und ihr sollt auch leben.

(Johannes 14 aus 19)

Das kostbarste Vermächtnis eines Menschen
ist die Spur, die seine Liebe in unseren Herzen
zurückgelassen hat.
Vinzenz Erath

Wir bedanken uns sehr herzlich für die überwältigende und vielfältige Anteilnahme zum Abschied unseres lieben und fürsorglichen

Kay Nicolas Bohnert

Er hat uns gezeigt, was es heißt, Nächstenliebe in den unterschiedlichsten Facetten zu leben und diese Spur von Liebe in den Herzen zahlreicher Menschen zurückzulassen.

Wir sind uns sicher und spüren, dass uns seine Liebe nun in einem neuen Licht wärmend umgibt und aus der Ferne in uns weiterlebt.

Christina und Andreas Bohnert
mit seinen Schwesterherzen Jenny & Nina

Karten mit tröstenden und anteilnehmenden Worten schrieben. Aus der Familie, dem Freundes- und Bekanntenkreis unserer kleinen Familie, aber auch von Freunden unserer Geschwister, Arbeitskollegen und vielen anderen Menschen, die uns nahe sein wollten. Es waren über 400 Karten. Stundenlang saßen wir lesend in unserem Wohnzimmer und ließen diese Worte wie Balsam auf unsere weinenden Herzen wirken.

Wir wollten uns mit einer Danksagung in der Tageszeitung an viele wenden, die uns in so vielfacher Weise in diesen schweren Tagen zur Seite standen. Zusätzlich wollten wir Karten verschicken um uns bei allen zu bedanken, die durch die Anzeige in der Zeitung nicht erreicht werden konnten. Wir setzten uns also zusammen und berieten, wie die Danksagung und die Karten aussehen sollten. Auch dieses Mal wurde Nina wieder kreativ und beschrieb in wunderschönen Worten unseren Kayli.

Diese Dankeskarte hatte eine besondere Wirkung. Sein Strahlen auf dem Bild unterstrich das Bibelwort. Immer wieder bekamen wir die Rückmeldung, dass die Karte in vielen Zimmern an besonderen Plätzen aufgestellt worden war. Oftmals neben kleinen Engeln, frischen Blumen und Kerzen. Viele berichteten uns von besonderen Momenten, die sie in der Verbindung zu Kay erlebten. Zum Beispiel, wenn sie mit ihm sprachen und ihn um Unterstützung oder Hilfe baten. Da wurde es still in ihren Herzen. Sie spürten einen inneren Frieden, Kraft, Mut und Zuversicht. Er konnte für sie aus dem Himmel heraus so viel Gutes bewirken und sie erlebten kleine und große Wunder. Wir sind sehr glücklich und unendlich dankbar, dass Kay deutlich präsent und zu spüren ist – auch für andere Menschen und nicht nur für die Familie.

In der dritten Woche nach Kays Unfall kam der Augenblick, in dem wir für unseren Kay einen Grabstein aussuchen mussten. Wir vereinbarten mit dem Steinmetz einen Termin und fuhren an den Hauptfriedhof, der in der Nähe des Autohauses liegt in dem Kay einige Jahre arbeitete. Fünf Wochen vorher plante er mit Nina für den heutigen Tag einen Flug nach London zu einem dreitägigen Kurztrip.

Unfassbar!

Kein Flug nach London, kein Big Ben, keine Tower Bridge, kein Buckingham Palace. Nein, wir mussten auf die Suche nach einem passenden Grabstein gehen. Allein das Wort Grabstein war mit solch einer Trauer verbunden, dass ich ihn für mich als *„Liebesgedenkstein"* umbenannte. Wir fanden ein Herz aus weißem Marmor. Etwas Anderes hätte nicht zu unserem liebevollen und lebendigen Kay gepasst. Der Steinmetz versprach, ihn bis zum 10. Mai fertig zu stellen, damit wir ihn zu Kays Geburtstag, am 15. Mai, auf das Grab legen konnten. Was für ein unglaubliches *Geschenk* – ein Grabstein für unseren Kay zum Geburtstag!

Was hätten wir alles unternommen, damit wir ihn noch lebend bei uns gehabt hätten. Wir wären zu Fuß um die ganze Welt gelaufen, keine Mühe wäre uns zu groß gewesen, wenn wir ihn dadurch wieder zurückbekommen hätten. Aber nein – jetzt mussten wir uns Gedanken über seinen Grabstein machen und wie wir das Grab gestalten konnten. Wie wir seinen Geburtstag überhaupt überleben und begehen sollten, war uns ein Rätsel. Von feiern konnte keine Rede sein!

Zunächst musste nun erst einmal das Grab neu bepflanzt werden, da Kays Urne im bestehenden Grab von seiner Omi Elsbeth beigesetzt wurde. Wir fuhren in eine Gärtnerei und suchten Blumen aus. Auch da hatten seine Schwestern klare Vorstellungen – rot und weiß. Schnell fanden wir rote Blumen, die für das Grab geeignet waren. Die weißen waren noch nicht gefunden. Auf die Frage an die Gärtnerin, welche weißen Blumen denn in Frage kämen, sagte sie: *„Am besten die Verbenen."* Da waren beiden Schwestern sprachlos. Wenn es etwas zu klären gab und Kay damit einverstanden war, sagte er immer: *„Va bene"*. Vom Wortlaut hörten sich die Verbenen fast gleich an – also war die Entscheidung schon gefallen – va bene – die weißen Verbenen.

Während der ganzen Zeit, als wir das Grab bepflanzten, flog ein kleiner weißer Schmetterling um uns herum, als wollte er überprüfen, ob alles gut lief. Als wir fertig waren, drehte er noch einmal seine Runde über das Grab und flog davon. Die Vergissmeinnicht, die zuvor auf dem Grab gepflanzt waren, setzten wir dann an der Unfallstelle ein. Dort waren inzwischen noch mehrere kleine Engel, die Besucher dort für Kay hingelegt hatten. Als wir fertig waren, bemerkten wir erst, dass die Vergissmeinnicht durch die zwei verschiedenen Farben blau und weiß die Form eines Kreuzes bildeten. Beim Pflanzen war uns das gar nicht aufgefallen.

Va bene – alles ist gut.

Tatsächlich war der *„Liebesgedenkstein"* rechtzeitig fertig und Andreas vereinbarte mit dem Steinmetz, dass er ihn am Freitagnachmittag abholen wollte. Ich selbst war noch unterwegs und wollte es gerne auf den Samstag verschieben. Für Andreas war es aber wichtig, dass er ihn am Freitag auf den Friedhof brachte. Dieses Mal begleitete ihn unsere Tochter Jenny auf diesem nochmals sehr traurigen Weg. Der Stein war schwer und Andreas trug ihn vor seiner Brust vom Auto bis zum Grab allein. Jenny wollte ihm helfen, aber er wollte ihn allein tragen. Es war ein schwerer Gang für ihn. Er weinte und sagte zu Jenny, dass er jetzt wie früher Kay in seinen Armen hält. Erinnerungen kamen hoch an vergangene glückliche Zeiten, als Kay noch ein kleiner Junge war und er ihn auf dem Arm trug. Und nun hatte er das Gefühl, dass er seinen Sohn, wie damals, zum letzten Mal an seinem Herzen trug und nun auf dem Grab ablegen musste.

Ein weiterer Schritt, ein endgültiger und unwiederbringlicher Abschied! Nun war das Marmorherz, zum Gedenken an Kay, auf dem Grab angekommen.

Kay Nicolas Bohnert
Geliebt und unendlich vermisst.

In diesem Moment kam wieder der Schmerz hoch und Andreas weinte bitterlich um seinen geliebten und verlorenen Sohn Kay. Jenny war bei ihrem Dad und erlebte diese Trauer für sich wieder intensiv und konnte nicht verstehen, warum sie diese Situation hier auf dem Friedhof erleben musste. Ihr kleiner Bruder sollte sich über ein wunderschönes Geschenk hier auf der Erde freuen dürfen! Eine besondere Überraschung, wie jedes Jahr. Und nun war es für uns unerträglich - ein Gedenkstein auf seinem Grab.

Jenny, die bei ihrem Dad stand, erzählte später, dass auch in diesen schweren Momenten Kay dafür sorgte, dass sie lachen mussten. Es fand gerade eine Trauerfeier in der Kapelle des Friedhofs statt, als sie das Herz hinbrachten. Eine Opernsängerin trug eine Arie vor, die für eine Trauerfeier etwas übertrieben und unpassend wirkte. Andreas und Jenny sahen sich an und sahen Kay direkt bildlich vor ihren Augen, wie er sich darüber sicherlich amüsiert hätte. Sie wussten, dass er dafür sorgte, dass sie genau zu diesem Zeitpunkt auf den Friedhof gekommen waren, damit sie bei allen Tränen doch gleich wieder lächeln mussten. Auch hier zeigte sich, dass Kay in jeder Situation, die für uns schwer zu ertragen war, irgendetwas Witziges und Schönes schickte. Er wollte nicht, dass wir in unserer Trauer erstarrten, sondern es sollte immer wieder Leichtigkeit einkehren. Es war für ihn wichtig, dass wir in unser Leben zurückfanden. So spürten wir deutlich, wie sich die Trauer veränderte. Noch waren wir erst am Anfang unseres Weges, doch wir wussten, er würde uns auf diesem Weg begleiten.

Auch zwei Jahre nach seinem Unfall denken wir täglich mindestens hundert Mal an ihn. Liebevolle Erinnerungen lassen uns lächeln oder um ihn weinen. Oftmals ohne ersichtlichen Grund. Auslöser dieser Gefühle kann Musik sein, die wir gerade hören, oder dass wir etwas sehen, riechen, fühlen, das uns in diesem Moment extrem mit Kay verbindet. In diesen Augenblicken ist die Sehnsucht nach ihm übermächtig. So gerne würden wir ihn wenigstens noch ein Mal körperlich spüren dürfen. Von Angesicht zu Angesicht mit ihm sprechen, ihn berühren und umarmen können. Würde es uns wirklich ausreichen? Wahrscheinlich nie!

Deshalb ist es tröstlich, dass er sich uns in den Zeichen zeigt, die wir erkennen können. Und das Schönste für uns ist, dass ich mit ihm auf der geistigen Ebene in Verbindung treten kann. Davon erzähle ich später ausführlicher.

Wir waren alle noch arbeitsunfähig geschrieben, denn an arbeiten war noch nicht zu denken. So waren wir – Andreas, Jenny, Nina und ich – die nächsten drei Wochen noch täglich zusammen. Um aus dieser tiefen Trauer herauszukommen, unterstützten wir uns gegenseitig. Wir sprachen viel über Kay. Wir hörten uns zu, wenn die Trauer übermächtig wurde und freuten uns miteinander, wenn wir positive Impulse für unser Leben aufnehmen und umsetzen konnten.

Dazu gehörte der Trip durch Kalifornien, den Jenny und Kay gemeinsam planten. Sie hatten schon alle Stationen und Sehenswürdigkeiten ausgesucht, die sie sich anschauen und besuchen wollten. Jenny buchte die gemeinsame Reise eine Woche vor Kays Unfall.

Natürlich war in den ersten Wochen nicht daran zu denken, dass sie diese Reise doch noch antreten könnte. Der Schock saß zu tief. Nach einigen Wochen kehrte jedoch langsam der Alltag ein. Es fiel uns unglaublich schwer, uns an den Gedanken zu gewöhnen, dass Kay nicht mehr bei uns war. Und doch wussten wir, dass wir unser Leben weiterleben mussten! Nach fünf Wochen begannen unsere Töchter wieder zu arbeiten und sie mussten ihre Planung für den Jahresurlaub bei ihrem Arbeitgeber abgeben. Da die Reise die letzte Aktivität von Kay war und er sie mitgeplant hatte, beschloss Nina, an seiner Stelle mit Jenny diese Reise zu unternehmen. Der Flug von Kay musste storniert werden, anders ging es nicht. Nina buchte nun diese Reise zusammen mit Jenny. Die beiden Schwestern erlebten in besonderer Weise, wie sich ihr Bruder Kay bei ihnen einklinkte. Darüber werde ich später noch ausführlicher berichten.

Die erste Phase der Trauer, wie von Verena Kast beschrieben, hatten wir geschafft – das Nicht-Wahrhaben-Wollen. Diese Zeit kann Tage, Wochen und Monate dauern. Wir erlebten sie ungefähr vier Wochen und spürten deutlich, wie sie sich veränderte.

Die zweite Phase war auch nicht besser, zu lernen, Emotionen zuzulassen.

Bei uns zeigte sich deutlich, dass Männer anders mit der Trauer umgehen als Frauen. Da Andreas meistens nur von uns Frauen umgeben war, hatte er einen schwereren Stand. Während meine Töchter und ich oft zusammensaßen und immer von Kay erzählten oder über unsere Gefühle der Trauer sprachen, zog sich Andreas meistens zurück und blieb allein. Er erstellte dafür ganze Galerien von Bildern, die er zu Filmen zusammenschnitt, sodass sie im Fernseher oder auf einem Bildschirm angesehen werden konnten. Für mich war es wohltuend, die Bilder meines Kindes über Stunden anzuschauen. Ich ließ diese wunderschönen Erlebnisse und Begebenheiten auf mich wirken. Balsam für mein trauriges Mutterherz.

Auch an Kays Geburtstag, den er nicht mehr auf der Erde erlebte, wurde viel gefilmt und fotografiert. Andreas schnitt diese Bilder zu einem Film und verschickte ihn an die Familie und an Freunde.

Sehr oft hörte er alleine und nur für sich Musik, bei der er seine Trauer leben und seinen Schmerz beweinen konnte. Für ihn war es eine andere Art zu trauern als für uns. Für mich war es oftmals schwierig, seine Trauer einzuordnen. Ich hatte oft das Gefühl, dass er nicht wirklich um seinen Sohn trauern kann, weil er selten vor uns weinte. Wenn es mir besonders schlecht ging und ich weinte, traurig und emotional war, konnte ich oft nicht verstehen, dass ihn das (scheinbar!) nicht berührte. Auch da mussten wir lernen, jedem seine eigene Art des Trauerns zuzugestehen.

Nach fünf Wochen gingen seine Schwestern wieder arbeiten. Ich selbst war noch eine Woche länger zu Hause und arbeitete dann auch wieder. Es war eine große Überwindung, aus dem geborgenen Kokon der Familie und unseres Hauses, raus in die „Welt" zu gehen. Ich konnte es nur, indem ich mich mit größter Anstrengung dazu zwang, während meiner Arbeitszeit nicht an

Kay zu denken. Ich sagte mir, dass ich vor Kays Unfall auch nicht jede Minute an ihn dachte, außer natürlich in Ausnahmesituationen.

Also beschloss ich, mich morgens von Kay zu verabschieden. So wie wir es jeden Morgen getan hatten. Und wenn ich abends nach Hause kam, normal mit meiner Trauer und meinen Gedanken an ihn zu leben. Das half mir, wenigstens stundenweise nicht in dieser tiefen Trauer, und fast schon Depression, zu verharren.

Wir gingen in diesen Wochen viel spazieren. Ich nahm immer den Fotoapparat mit, weil ich jede Möglichkeit nutzte, schöne Motive zu sehen und zu fotografieren. Diese verwendete ich für die Beiträge auf meiner Homepage. So entstand in dieser Zeit meine Trost- und Trauerrubrik auf meiner Homepage.[4] Es war für mich eine Möglichkeit, durch diese Gedichte, Texte und Beiträge ein Stück eigene Trauer zu verarbeiten. Ich stellte fest, dass viele Menschen, die ebenfalls trauerten, dieses Angebot nutzten und für sich anwendeten. So konnte ich in meiner akuten Trauerphase auch anderen Menschen, die in seelischen Nöten waren, ein bisschen Trost und Licht in ihr Dunkel bringen.

Da ich auch eine eigene Firmenseite auf Facebook pflege, konnte ich zum Teil täglich 10.000 bis 12.000 Besucher zählen. Das erstaunte mich sehr. Ich wurde darin bestärkt, dieses Buch zu schreiben, um für andere Menschen, ein Wegweiser zu sein, die genau wie wir

... dringend das Seil am Abgrund suchen an dem sie sich festhalten können.

Es würde mich sehr freuen, wenn ich mit unseren Erfahrungen für Betroffene kleine Lichtblicke in diese tiefe Nacht der Trauer senden kann. Es ist ein großer Trost, wenn man die Mög-

[4] www.begleitungundpersperspektive.de

lichkeiten kennenlernt, tägliche Zeichen aus dem *„Himmel"* wahrzunehmen. Hierbei ist es unerheblich, wie jeder Einzelne seine Zeichen wahrnimmt. Oft sind es Schmetterlinge, die auch das Bild der völligen Verwandlung, der Metamorphose, symbolisieren. Für andere sind es Vögel, Eichhörnchen, Wolken, die sich oftmals in Herz- oder Engelform zeigen. Es können akustische Signale sein. Federn, die uns vor die Füße gelegt werden. *„Schnapszahlen"* auf Digitaluhren oder Pflanzen, die an bestimmten Gedenktagen blühen. Blumen, die sich selbst setzen, obwohl scheinbar kein Nährboden vorhanden ist und an Stellen blühen, die man nie vermutet hätte. Und genau das sind diese wunderschönen und liebevollen Zeichen unserer Lieben aus dem Himmel, die uns damit signalisieren:

Schau hin, ich lebe und ich liebe Dich und ich bin immer für Dich da. Ich bin mit Dir in dieser wunderbaren Liebe verbunden. Diese wärmt, gibt Dir Licht und Kraft, um Deine Lebensaufgabe erfüllen zu können. Sie schenkt Dir die nötige Geduld, warten zu können, bis wir uns endlich, endlich, wieder in die Arme schließen dürfen. Aber bis dahin halte aus. Bleibe mit mir in unserer Liebe und im Frieden verbunden. Es ist für Dich und für mich alles gut angelegt in der unermesslichen Liebe Gottes. Du darfst täglich ein kleines Stückchen Himmel in deinem Herzen erleben. Bleibe jetzt im Vertrauen. So erleben wir diese täglichen Zeichen von Kay und sie trösten uns.

Du bist nicht mehr da,
wo du warst,
aber du bist überall dort,
wo wir sind.

Victor Hugo

Träume

... Wunsch oder Wirklichkeit?

Obwohl wir in unserer tiefen Trauer um Kay das Gefühl hatten auf nichts mehr reagieren oder etwas fühlen zu können, bekamen wir immer wieder kleine Zeichen von ihm. Er wollte uns dabei helfen, trotz diesem seelischen Schmerz, Freude ins Herz zu bekommen. Wir empfanden sie als zarte und wärmende Sonnenstrahlen, die diese dunkle und kalte Nacht erhellen durften.

Den allerersten Hinweis bekamen wir schon am Dienstag, nach seinem Unfall, als wir vom Friedhof zurückkamen. Wir waren unglaublich traurig und trotzdem zutiefst dankbar, dass wir unser Kind und den geliebten Bruder selbst in den Sarg betten konnten. Wir konnten ihm nochmals unsere Liebe zeigen.

Unsere Freundin Monika, die uns besuchte, berichtete uns, dass sie am Sonntagabend, als sie von seinem Unfall erfuhr, liebevolle Gedanken zu Kay schickte. Sie betete für ihn, dass er sich im Himmel sofort aufgehoben fühlen darf.
Bereits in dieser Nacht träumte sie von Kay:

Er lag in einer Kapelle aufgebahrt und es waren viele Menschen versammelt, die alle auf etwas warteten. Sie sah, dass Kay sich plötzlich bewegte und aufstand. Er ging aus der Kapelle hinaus und sah sich um, aber niemand bemerkte ihn. Er beugte sich zu einer knienden Frau hinunter, die in ihrer Trauer verharrte. Er versuchte, sich bemerkbar zu machen und wollte sie berühren. Das ging aber nicht, denn sie spürte nichts. Sie war völlig in ihrem Schmerz erstarrt. Kay war verwirrt und konnte nicht verstehen, dass ihn niemand sah. Niemand bemerkte ihn, obwohl er doch dastand und lebte.

Monika dachte die nächsten Tage über intensiv an ihn, damit er wusste, dass sie den Traum verstand und ihn uns auch mitteilen konnte.

Donnerstagnachts träumte sein Cousin Yves von Kay. Eine Woche später, nachdem sie diesen lustigen Abend miteinander verbracht hatten. Yves erzählte:

Er saß mit Kay bei uns in der Küche. Er fragte ihn, wie man es schafft, vor seinem Tod alles so zu regeln? Er wusste doch nicht, dass er sterben würde. Und doch hatte er alles geklärt, er war mit allen und allem in Frieden. Kay sah ihn nur an und strahlte. Dann wachte Yves auf.

Auch Kays älteste Schwester Jenny träumte von ihm ein paar Tage später.

Es war bei uns zuhause, Kay lag im Sarg auf der Terrasse und plötzlich stand er auf. Er kam in die Küche und setzte sich auf meinen Stuhl. Sein Gesichtsausdruck war starr und Jenny erschrak furchtbar. Kay sagte ihr, dass er nicht wüsste, wie der Unfall passiert sei. Keiner würde es ihm sagen. Jenny erklärte es ihm kurz, und er sagte gleich, dass er nicht viel Zeit habe. Dann schrieb er auf seinem Handy: Ich liebe Sissi.

Wenn es Jenny nicht gut ging, schaute sie sich immer die Filme von Sissi an – das war für sie wie eine innere Medizin – und anschließend ging es ihr besser. Dass Kay jetzt auf seinem Handy „*Sissi*" schrieb, war wohl eine besondere Nachricht von ihm an seine Schwester Jenny.

Er war sehr nachdenklich und Jenny fragte ihn, wie es ihm denn gehe. Er zuckte mit den Schultern und antwortete: „Ich hatte feste Pläne." Jenny sagte ihm, dass sie bei ihm ist und bat ihn, nicht mehr mit diesem erstarrten Gesicht zu kommen. Daraufhin lachte er und verschwand.

Einige Tage später hörte sie nachts einen Motorroller in ungewöhnlicher Lautstärke, der die Straße entlangfuhr. Sie erschrak, sodass sie am ganzen Körper zitterte und lange brauchte, bis sie einschlafen konnte. Es waren ungefähr zwei Wochen seit diesem Erlebnis vergangen, als sie nachts wieder diesen Motorroller hörte. Dieses Mal aber wurde sie nur wach, ohne so zu erschrecken und spürte Kay an ihrem Bett sitzen.

Kay sagte ihr, dass er Angst hat alleine zu reisen. Jenny antwortete ihm, dass er keine Angst haben müsse, da sie immer bei ihm sei und dass sie jetzt das Licht für ihn anmacht. Als es hell war, hörte sie ihn sagen, dass es ihm jetzt viel besser geht und dann verschwand er.

Für Jenny war dieses Erleben so bewusst, dass sie Kay körperlich spürte und deshalb auch das Licht für ihn anschaltete. Dieses Erlebnis war für uns ein Zeichen, dass Kay sich seiner Schwester bewusst zeigen durfte.

Einige Wochen später träumte sein Papa von Kay:

Kay lag im Bett und war schwerstbehindert. (Der Notarzt hatte uns gesagt, dass Kay, wenn er diesen schweren Unfall überlebt hätte, schwerstbehindert gewesen wäre.) Kay weinte und sagte zu seinem Papa, dass er nicht annehmen kann, dass er so schwer behindert ist.

Dann wachte Andreas auf. Für uns war es eine eindeutige Antwort von Kay, dass er diese Behinderung nicht ertragen hätte und dass es sein Weg war, in den neuen Himmel gehen zu können. Er wusste, dass wir alle für ihn nur das Beste wünschten – selbst wenn wir hier auf dieser Erde von ihm Abschied nehmen mussten. Obwohl wir so unendlich traurig waren, dass Kay gegangen ist, war uns in diesem Moment bewusst, dass wir dieses Schicksal annehmen wollten. Und wir waren dankbar, dass dieser wunderbare junge Mensch nicht ein Leben lang schwerstbehindert leben muss, weil wir als Eltern oder Geschwister ihn nicht loslassen konnten.

Andreas hatte noch einen wunderschönen Traum:

Es klingelte und er ging an die Tür, um zu öffnen. Kay stand vor ihm! Er war so sprachlos und freute sich riesig, dass er nun doch wiedergekommen war. Sie vereinbarten sofort, dass sie mich überraschen wollten und Andreas kam zurück in die Küche, Kay blieb noch draußen stehen. Plötzlich schob er den Vorhang zur Seite und kam rein. Ich sah ihn, schrie auf und war fassungslos vor Glück.

Andreas fragte mich, nachdem er mir den Traum erzählt hatte: *„Kannst du dir vorstellen, wie du ausgesehen hast, als du Kay plötzlich gesehen hast?"* Ich nickte nur und weinte. Was wäre das für ein unvorstellbares Glück, wenn er wirklich wiederkäme?

Leben und Tod sind eins,
sowie der Fluss und
das Meer eins sind.
Traut den Träumen,
denn in ihnen ist das Tor
zur Ewigkeit verborgen.

Khalil Gibran

Kays Geburtstag 2014

... wie können wir OHNE DICH auf der Erde feiern?

Nach langen Überlegungen beschlossen wir, Kays Geburtstag am 15. Mai nur in unserer kleinen Familie zu begehen und eine kleine Feier am Freitag, 16. Mai, für ihn auszurichten. Dazu wollten wir die Familie und besondere Freunde von Kay einladen.

Nina hatte die Idee, einen *„Strauß der Erinnerungen"* zusammenzustellen. Deshalb baten wir alle Besucher, dass sie eine kleine Anekdote oder eben etwas Besonderes, das sie mit Kay verband, aufzuschreiben und mitzubringen. So wollten wir unserem Sonnenschein in besonderer Weise gedenken. Außerdem erlebten wir Kay dann nochmals aus der Sicht von anderen lieben Menschen, die ihm auch viel bedeutet hatten. Wie sich herausstellte, wussten wir vieles nicht, was er an Schönem erlebt und gelebt hatte. Es war wunderschön, wie sich der Strauß mit wundervollen Blumen der Erinnerungen füllte.

Da es kein normaler Geburtstag war, wollten wir auch nicht, wie sonst üblich, miteinander essen, sondern etwas anbieten, das Kay am meisten bedeutet hätte. Wir entschieden uns für eine Eistorte.

Kay konnte zu jeder Tages- und Nachtzeit Eis essen. Es war für ihn immer ein besonderer Genuss. Deshalb schenkten ihm seine Schwesterherzen Jenny und Nina zu den letzten Geburtstagen immer eine Eistorte. Auch dieses Mal sollte es nun eine Eistorte sein und als Motiv wählten wir den blühenden Kaktus. Er war der erste Gruß von ihm aus dem Himmel, den wir bewusst erlebt hatten. Den zweiten *„sichtbaren"* Gruß schickte er uns schon morgens an seinem Geburtstag. Der Kaktus blühte erneut. Wir konnten es nicht fassen. Er war bei uns wollte uns trösten, da wir *„seinen Tag"* anders als gewohnt begehen mussten. Seine Tante Gisela und sein Onkel Thomas brachten zusätzlich Erdbeertorten in Herzform mit. Jeder schaute, dass dieser Tag so liebevoll wie möglich gestaltet werden konnte. Wir wussten, dass wir im Sinne von Kay handelten und er sich darüber freute.

Am Donnerstag, 15. Mai 2014, also seinem Geburtstag, beschlossen wir, einen Kuchen in sein Autohaus zu bringen. Auch dazu gab es ein Vorzeichen:

Kay hatte seiner Schwester Jenny an ihrem Geburtstag im Februar das Versprechen abgenommen, dass sie für sein Geschäft einen Kuchen backen wird. Er hatte ihr zum Geburtstag einen Kuchen für ihre Kollegen im Geschäft gebacken. Dieses Versprechen war für Jenny Ehrensache. Sie wusste, dass er sich einen Schokoladenkuchen mit Sauerkirschen und viel Schokoglasur wünschte. Dieser wurde am Vorabend gebacken. Wir fuhren zu viert an diesem Morgen in sein Geschäft. Die Kollegen konnten es nicht fassen, dass wir an sie dachten. Sie waren gerührt, weil sie selbst auch um ihren Kollegen und Freund Kay trauerten. Dass wir einen Kuchen brachten, weil er das im Vorfeld schon so besprochen hatte, verursachte so manche stille Träne und einen Kloß im Hals. Auch hier nutzten wir noch die Gelegenheit, mit einigen Kollegen und seinem Meister zu sprechen. Sie alle waren dankbar, dass wir ihnen ein bisschen von den Hintergründen, den Zeichen und Botschaften erzählten, die wir mittlerweile bekamen. Es zeigte auch ihnen, dass Kay tatsächlich einen außergewöhnlichen Weg auf dieser Erde, und dann in den Himmel, gegangen war.

Sein Meister, Herr Eder, erzählte mir, dass sein Vater vier Wochen vor Kays Unfall verstorben ist. Kay erzählte es mir abends noch und er war sehr betroffen, dass der Sohn Wochen vorher große Angst hatte, seinen Vater bald zu verlieren. Herr Eder erzählte mir, wie einfühlsam und anteilnehmend Kay in diesen Tagen mit ihm umging. Als der Vater dann starb, hätte Kay ihn getröstet und mit ihm über ein Weiterleben nach dem Tod gesprochen. Deshalb berührte es ihn umso mehr, dass dieser junge Mann, der so viel Empathie besaß, nun selbst nicht mehr unter uns sein konnte. Er kam als Letzter zu uns in die Werkstatt. Er schaffte es nicht, sofort mit uns zu sprechen, als er uns sah. In unserem Gespräch erzählte er mir, dass er plötzlich selbst von seiner Trauer so überwältigt wurde, dass er sich erst sammeln musste, bevor er uns begrüßte. Es war wohltuend für uns, dass wir mit Kays *„Meister Eder“*, wie er ihn immer lächelnd nannte, ein so tröstliches Gespräch führen konnten.

Den Tag verbrachten wir mit einigen lieben Bekannten und Freunden, die nur kurz vorbeischauen wollten, um uns zu zeigen, dass auch sie an diesem besonderen Tag an Kay und uns dachten. Am Nachmittag gingen wir zu Kay auf den Friedhof.

Neben den *„Liebesgedenkstein“* legten wir noch ein Herz aus Rosen. Ein kleines Zeichen unserer unendlichen Liebe zu unserem Kayli. Das Grab war eingetaucht in die Abendsonne und wir fotografierten noch die verschiedenen Blumen, die liebe Menschen für ihn an diesem Tag brachten. Anschließend gingen wir bei Kays Lieblingsitaliener Essen. Die Wirtin konnte es nicht fassen, dass Kay verunglückt war und nahm sofort sein Bild, stellte es auf die Theke neben einen Blumenstrauß und sagte, dass er jetzt den besten und größten italienischen Salat bekäme, den er sich vorstellen könne. Das war so lieb, dass wir uns trotz unserer Trauer über diese Anteilnahme und Herzlichkeit freuten.

Als wir am Abend Fotos anschauten, die wir den Tag über gemacht hatten, konnten wir unseren Augen fast nicht trauen. Zwei von mehreren aufeinanderfolgenden Bildern waren sehr ungewöhnlich. Auf einem Bild sah es aus, als wäre eine kleine Kapsel und auf dem anderen Bild ein Fächer, die in Regenbogenfarben leuchteten. Dieses Phänomen durften wir ab diesem Tag öfter sehen. Eine physikalische Erklärung gab es für uns nicht, dafür eine Erklärung unserer Herzen – Kay konnte sich bemerkbar machen – und zwar auf unterschiedlichste Weise. WIR wurden an diesem Tag überrascht und reich beschenkt von unserem Kayli.

Am Freitag bereiteten wir alles für den Abend vor. Kay sollte an diesem Abend für alle präsent sein, in unseren Erinnerungen und unserer Liebe zu ihm. Wir wussten, dass wir ihn deutlich spüren würden und dass er an diesem Abend in besonderer Weise bei uns sein würde.

Nina fiel auf einmal wieder das Lied *"Luftbahn"* von Deichkind ein, das Kay lange Zeit als Lieblingslied ständig hörte. Also beschlossen seine zwei Schwesterherzen, dass das Lied *„Mit der Luftbahn durch die Nacht"* ... über Lautsprecher gespielt wurde. Alle sollten eine Wunderkerze und ein Kerzenglas mit einem Teelicht darin in die Hand bekommen. So wollten wir uns im Garten in Herzform aufstellen. Während das Lied abgespielt wurde, konnte sich jeder persönlich mit Kay verbinden.

Um 18 Uhr kamen die ersten Gäste. Klassenkameraden von der Grundschule bis zu seiner Ausbildung, Menschen, mit denen Kay immer in Verbindung stand und die eine schöne Freundschaft verband. Natürlich kamen alle Onkel, Tanten und Cousins und Cousinen sowie einige Freunde, die Kay immer sehr wichtig waren. Zunächst war die Stimmung gedämpft. Niemand wusste so richtig, wie man sich verhalten sollte. Stand die tiefe Trauer im Vordergrund oder durfte auch gelacht werden? Wir boten Getränke an und ließen unsere Gläser klingen, um auf Kay anzustoßen. Wir wünschten unserem Kayli alles erdenklich Liebe und Gute im Himmel. Schnell lockerte sich die Stimmung, weil kleine Anekdoten über Kay ausgetauscht wurden und es war wieder Lachen zu hören. Die Eistorte wurde von allen bewundert und gerne gegessen.

Als es langsam dunkel wurde, zündeten wir die Kerzen an. Jeder bekam seine Wunderkerze und das Teelicht in die Hand und wir stellten uns alle im Garten in Herzform auf. Wir installierten auf dem Balkon im Obergeschoss eine selbstauslösende Kamera, die diesen besonderen und emotionalen Moment aufnahm. Das Lied begann und es liefen still die Tränen. Jeder konnte sich mit Kay verbinden und wir vermissten ihn alle so sehr.

Mit der Luftbahn durch die Nacht ...
Wir fahren mit der Luftbahn durch die Nacht
Der Mond scheint nur für uns, gleich haben wir es geschafft
Und all die Probleme auf der Erde
Liegen für uns in weiter Ferne
Wir fahren mit der Luftbahn durch die Nacht
Wo der Sternenhimmel für uns lacht
Und all die Probleme auf der Erde
Liegen für uns in weiter Ferne
Von deinen Schultern
Fällt die ganze Last
Du spürst sie nie wieder
Die Erdanziehungskraft
Und sollt es wirklich passieren

Dass wir uns im Universum verlieren
Dann verglüh ich für dich
Damit du niemals erfrierst
Wir fahren mit der Luftbahn durch die Nacht
Refrain …

Deine Zweifel waren groß
Niemand hat sich interessiert
Du spürst wie es langsam leichter wird
Das schlimmste ist jetzt hinter dir
Du bist noch ganz benommen
Wir sind bald angekommen
Du brauchst jetzt nicht mehr zu weinen
Denn ich hab dich an die Hand genommen
Manchmal muss man einfach raus
Denn manchmal ist die Welt zu klein
Willst du die Unendlichkeit?
Dann lass dich fallen und steig mit ein
Ich zeig dir wahre Liebe
Und wie gut es tut die Faust zu ballen
Wir fliegen vom Dunklen ins Sonnenlicht
Bis wir zu Staub zerfallen
Wir fahren mit der Luftbahn durch die Nacht
Refrain

Schwerelos
Wir fühlen uns schwerelos

Deichkind [5]

[5] www.songtexte.com/ September 2016

Als das Lied ausklang, blieb es still. Alle stellten ihre Kerzengläser auf den Rasen und die schöne Herzform blieb erhalten. Die Kerzen brannten tief bis in die Nacht und erleuchteten mit ihrem milden Licht den Garten. *„Herzensgrüße der Liebe"* stiegen in den Himmel zu unserem Kayli.

Langsam gingen wir alle ins Haus zurück. Jeder war nachdenklich und traurig. Nur die Erinnerungen, die jeder mitgebracht hatte, konnte nun das Lachen zurückbringen. Also setzten wir uns zusammen und begannen einzelne der mitgebrachten Geschichten vorzulesen.

Einige Geschichten kannten wir nicht oder hatten sie vergessen. Ein wunderschöner *„Strauß der Erinnerungen"* war entstanden.

Berichte zum Lachen, zum Nachdenken und zum Erinnern. Immer wieder gab es viel Dank an Kay, dass er so ein guter Freund, Begleiter und Mensch war. Ein paar kleine Anekdoten möchte ich hier zusammenfassen, alles kann nicht erzählt werden, da es den Rahmen sprengen würde. Eine Geschichte war wunderschön, weil sie Kay so beschrieb, wie er immer gehandelt hatte.

Kay bekam als ausgelernter Geselle von Freunden ihren BMW angeboten. Die Fachwerkstatt stellte eine Reparatur von über 2000 Euro fest. Das Auto war aber zu alt, als dass sich dieser Aufwand rentiert hätte. Sie boten ihm das Auto zum *„Ausschlachten"* für 500 Euro an. Kay freute sich, holte das Auto ab und checkte es in seiner Werkstatt. Dabei stellte er fest, dass nur ein Dichtungsring erneuert werden musste. Dieser kostete 20 Cent!!! Voller Freude tauschte er den Dichtungsring aus, das Auto lief wieder. Dann fuhr er gleich noch in die Waschanlage und brachte den Freunden freudestrahlend das frisch geputzte Auto zurück und meinte, es würde sie jetzt genau 20 Cent kosten. (Das war vor mehr als drei Jahren – das Auto läuft heute noch einwandfrei).

So war Kay: Immer bedacht, anderen eine Freude zu bereiten. Ob er jetzt selbst ein gutes Geschäft hätte machen können, interessierte ihn nicht. Ihm war es viel wichtiger, dass er den Freunden helfen konnte und dass es allen gut ging. Das war für ihn das größte Glück. Deshalb kam er auch für alle immer so unglaublich freundlich und verbindend an und er war von Kindern bis zu älteren Menschen beliebt.

Auch im Pflegeheim schwärmten die alten Heimbewohner von ihm. Auf die Frage eines Onkels, warum er denn als Zivildienstleistender nicht lieber in einen Kindergarten oder eine andere Einrichtung gegangen ist, antwortete Kay: *„Es war für mich eine sehr wichtige Zeit, die ich nicht missen wollte. Ich konnte die Dankbarkeit dieser Senioren sehen, wenn ich ihnen die Türe aufgehalten habe, damit sie ungehindert durchgehen konnten. Sie waren glücklich, wenn ich mich zu ihnen setzte und eine Runde „Mensch ärgere dich nicht" mit ihnen spielte. Es war für mich ein Vertrauensbeweis, wenn sie mir ihre Sorgen und Erlebnisse der letzten Tage erzählten. Ich hätte eine wichtige Lebenserfahrung versäumt, wenn ich diesen Dienst im Pflegeheim nicht absolviert hätte."*

Er behandelte diese alten und zum Teil sehr kranken Menschen immer achtsam und höflich. Die Leiterin der Tagespflege berichtete uns, dass Kay ein unglaublich gutes Gespür dafür hatte, wenn etwas bei diesen pflegebedürftigen Menschen nicht in Ordnung war. Oftmals bat er die Schwestern, nochmals in das Krankenzimmer zurückzugehen und nachzuschauen, wenn ihm etwas auffiel. Zum Beispiel konnte der Patient vielleicht nur schwer atmen, der Puls war zu hoch oder er machte einen verwirrten Eindruck. Jedes Mal konnten sie bestätigen, dass seine Wahrnehmung richtig war. Die Schwestern erzählten uns auch, dass selbst eine mürrische Dame strahlte, wenn Kay zur Tür hereinkam. Es ging immer die Sonne auf – er war ein Sonnenschein.

Ein lieber Freund und Kamerad in der Ausbildung beschrieb ihn so:

Er war in der Klasse sehr beliebt, denn er hatte für alle immer ein freundliches Wort. Er ist sofort eingesprungen, wenn jemand Hilfe brauchte und hat immer gute Laune verbreitet. Wenn wir feiern waren und keine Stimmung aufkam, schaffte er es in kürzester Zeit mit viel Spaß, dass es doch immer tolle Abende wurden.

Kay konnte aber auch sehr kritisch sein, beispielsweise wenn es um Autos ging. Sein eigenes Auto wurde immer gepflegt, geputzt und poliert – wie frisch aus einem *‚Autokosmetiksalon'*. Es durfte kein Fleck, kein Staub und kein Schmutz im Innenraum sein. Außen musste es auch immer glänzend sauber sein. Für Kay war ein Auto kein Gegenstand, sondern eine *Herzensangelegenheit*.

An seinem Arbeitsplatz im Autohaus konnte sich jeder Kunde freuen, dessen Auto von ihm repariert wurde, der zur Inspektion kam oder dessen Reifen gewechselt werden mussten. Er fuhr jedes Auto durch die Waschbahn, saugte noch zusätzlich den Innenraum aus und das Auto sah anschließend wie neu aus. Dies brachte ihm auch den Spitznamen *„Frischge"* ein. Wenn *„Frischge"* mit *„Bohnert"* kombiniert wird, ergibt sich daraus *„frischge-bohnert"*. Diesen Namen kreierte natürlich sein Freund und Ausbilder Daniel.

Ein besonderes Erlebnis berichtete sein Cousin Rainer, der

sich ein neues Auto in Kays Autohaus gekauft hatte.

Kay bot ihm an, die Reifen für den Winter zu wechseln. Am Abend brachte er ihm das Auto zurück. Er entschuldigte sich, dass er es nicht mehr geschafft hatte, das Auto zu putzen. Rainer meinte, dass er es erst einen Tag vorher geputzt hätte. Daraufhin schaute ihn Kay mit einem völlig unverständlichen und fragenden Blick an.

Jedes Mal, wenn Rainer heute sein Auto putzt, frägt er in Gedanken: „*Kay, ist es auch wirklich sauber?!*“

Seine beiden Tanten schrieben kleine Anekdoten aus seiner Kindheit. Tante Conny, von allen Nichten und Neffen liebevoll ‚*Neli*‘ genannt, schrieb folgendes Erlebnis mit Kay:

Kayli war ungefähr fünf Jahre alt. Ich wollte mit seiner Mama Christina telefonieren. Kay meldete sich:
„Hier ist Kay Nicolas Bohnert“ (mit seiner hohen Kinderstimme).
„Hallo Kayli, hier ist Tante Neli“.
„Oh, Tante Neli, das ist aber schön, dass du mich anrufst. Wie geht es dir?“
„Mir geht es gut. Was machst du gerade?“
„Ich spiele im Garten.“
„Kann ich bitte mal die Mama sprechen?“
„Ja, Moment, ich hole sie. Also, tschüss Tante Neli.“
(Tippel, tippel, ...)

„Hallo Tante Neli, hier ist Kay Nicolas Bohnert, wie geht es dir?“
Ich lachte und sagte noch einmal, dass es mir gut geht und fragte ihn, was er heute zu Mittag gegessen hat.
„Spaghetti mit Tomatensoße. Es hat mir gut geschmeckt.“
„Das ist aber schön. Kayli, kannst du mir mal die Mama geben?“
„Ja gleich, ich rufe sie.“

Kayli rief laut nach der Mama, dann meldete er sich wieder.
„Kay Nicolas Bohnert, hallo Tante Neli, wie geht es dir?"
Jetzt musste ich mir etwas einfallen lassen.
„Kayli, hättest du Lust, mit den Mädchen und Katja und Alexander in den Zoo zu gehen?"
„Oh, Tante Neli, das ist aber schön, da freue ich mich. Warte, ich gebe dir die Mama, dann könnt ihr das ausmachen. Also, tschüss Tante Neli!"
Und nun bekam ich endlich meine lachende Schwester an den Apparat."

Seine Tante Gisela schrieb folgende Anekdote:

Vieles erinnert täglich an unseren Bohni-Boy. In den verschiedensten Situationen hört man ihn sprechen oder lachen. Eine Situation, die wir nie vergessen werden:

Kayli war ca. vier Jahre alt und stand staunend und kopfschüttelnd auf einem Stuhl am Fenster zur Straße. Wir parkten unser Auto vor dem Haus und stiegen aus. Kay sah uns mit dem neuen Auto und murmelte vor sich hin: „Ne, ne, nur ein Nissan Bluebird – wir haben ja wenigstens einen Citroen vom Beier!"

Nur ein Nissan – wir hören ihn heute noch und amüsieren uns köstlich!

Seine Tante Monika schrieb zwei Anekdoten und meinte, dass sie so viel Gutes über Kay schreiben könnte, dass aus dem ‚*Strauß der Erinnerungen*' ein Garten entstehen würde. Sie schreibt:

Kay war immer sehr aufmerksam und beobachtete genau.

Eines Abends kam er zu Yves nach Hause, da sie an diesem Abend feiern wollten. Yves Mutter Monika öffnete die Tür und hatte an diesem Tag ein neues Make-up ausprobiert. Kay fiel es sofort auf und er fand, dass es gut aussah, nicht zu abgefahren und vor allem nicht übertrieben. Außer ihm bemerkte an diesem Abend niemand diese Veränderung.

Anschließend gingen die beiden Cousins feiern. Kay bemerkte spät abends, dass Yves wohl schon gegangen war. Er dachte, dass er nur kurz an die Luft wollte. Da er aber nicht mehr zurückkam, suchte Kay ihn. Er versuchte ihn anzurufen, jedoch war Yves Akku fast leer und sie konnten nur kurz schreiben. Kay wusste ungefähr, welchen Weg Yves nach Hause lief. Es waren ca. 13 Kilometer, die er zu Fuß mitten in der Nacht nicht schaffen konnte. Kay fuhr sofort los, um ihn zu suchen. Als er ihn nach einigen Schwierigkeiten endlich fand, konnte Yves fast nicht mehr stehen und nicht mehr sprechen. Kay half ihm ins Auto und fuhr ihn nach Hause. Dann brachte er Yves sogar ins Bett. Allein hätte er es nicht mehr geschafft.

Am nächsten Tag fuhr Kay gleich am Mittag zu Yves, um zu schauen, ob es ihm besser ging. Wie sich herausstellte, hatte ihm wohl jemand eine Droge ins Glas geschüttet, weshalb er nicht mehr richtig sprechen und laufen konnte. Monika bedankte sich bei Kay für seine Hilfe und er antwortete ihr:
„Ich wollte doch meinen Bruder sicher zu Hause und im Bett wissen!“

So besorgt war Kay immer. Wenn er seine Schwesterherzen abholte, brachte er deren Freundinnen auch gleich noch nach Hause. Dabei war es für ihn unerheblich, wie weit entfernt diese wohnten. Immer wurden sie bis vor die Haustüre gebracht. Sie mussten alle sicher zu Hause ankommen. Er selbst trank fast nie Alkohol und wenn sie abends weg waren, war er immer der

„Fahrer". Wichtig war ihm auch immer, dass alle Freunde beim Feiern dabei waren. Wenn einer der Clique für eine Disco oder ein Lokal zu jung war, wurde kurzentschlossen die Lokalität gewechselt, damit alle dabei sein konnten.

Wir saßen oder standen im Wohnzimmer und hörten gespannt zu, als die nächste „Blume" vorgelesen wurde, damit sich der wunderschöne Strauß füllen konnte. Sein Onkel Markus berichtete von einer Autoausstellung, die sie an einem Wochenende gemeinsam besuchten.

Sie untersuchten und testeten die Luxuskarossen, alle Techniken und Finessen wurden ausprobiert. Ob im Innenraum, Motor- oder Kofferraum – jeder Griff wurde gezogen, jeder Hebel bewegt, die Sitzpositionen verstellt und die Soundanlage so richtig zum Vibrieren gebracht. Sie hatten viel Spaß und als sie nach Hause fuhren, beobachteten sie noch auf dem Parkplatz zwei ältere Herren. Die beiden hatten schon ein bisschen zu viel dem Alkohol zugesprochen. Diese hörten sie über die Verlegung der Pflastersteine, die Qualität der Steine sowie über die misslungene Abschlusskante diskutieren und nach jeder Bemerkung kam die Aussage:
„Das ist doch Pfusch, Pfusch, Pfusch!"

Sie amüsierten sich darüber und als sie wegfuhren, sahen sie die beiden Männer an der Ampel stehen. Einer davon glitt aus und fiel der Länge nach hin. Die beiden Jungen lachten natürlich darüber und meinten, dass der alte Mann wahrscheinlich über einen gepfuscht verlegten Pflasterstein gestolpert war. Ab diesem Moment war für Kay und Yves eine neue Kreation geboren. Sobald irgendwas zu begutachten war, ob gut oder schlecht, kam automatisch:
„Das ist doch Pfusch, Pfusch, Pfusch!"

So gab es für die Beiden immer etwas zu lachen und für uns

natürlich auch.
Auch eine kurze Episode mit Mario zeigt, dass Kay gerne spielte und mit seinen *‚Gegnern'* nicht immer gnädig umging. Oftmals zockten er und Mario zusammen mit seiner Playstation *„Fifa"*. Meistens hatte er einen Vorsprung und führte. Wenn Mario auch einmal in der Führung lag und ein bisschen Zeit schinden wollte, um zu gewinnen, meinte Kay immer etwas ungeduldig:
„Was isch denn los?"
Mario amüsierte sich darüber, aber das *„Fairplay"* stand bei beiden immer ganz oben.

Immer wieder wurde in diesen wunderschönen Berichten über Kay erwähnt, wie fürsorglich, feinfühlig und liebevoll er sein Umfeld wahrgenommen hat. Und er reagierte auch immer gleich darauf, um Gutes zu tun und Liebe zu schenken. Jeder erzählte über besondere und einmalige Erlebnisse mit ihm. Wir konnten gar nicht genug davon hören und lesen, so schön war es für uns.

Wir lachten auch über eine Episode mit Jochen, dem Mann seiner Cousine Katja.

Kay unterzog sich einem kleinen chirurgischen Eingriff. Er sollte zwei Wochen nichts Schweres tragen, damit die Narbe nicht reißen konnte. Kay kam abends vom Geschäft nach Hause und sagte zu mir, dass er jetzt Mineralwasser einkauft, da die Kästen fast leer seien. Ich antwortete ihm, dass das unnötig sei, da wir noch anderes Wasser hätten. Er meinte nur, dass er Jochen schon Bescheid gegeben habe und der käme jetzt, um die Kästen zu tragen. Jochen war geschäftlich viel unterwegs und ich wollte nicht, dass er extra wegen dem Wasser kommen musste.

Doch wie verabredet stand Jochen fünf Minuten später schon da und lud die Kästen in sein Auto. Kay sollte ja nichts tragen. Sie fuhren los, um das Mineralwasser zu kaufen. Als sie aus dem Getränkehandel wegfuhren, sah Kay sein erstes kleines Auto, das er mittlerweile verkauft hatte, auf dem Parkplatz stehen. Sofort stieg er aus und erkundigte sich bei der Besitzerin, ob alles in Ordnung und sie mit seinem kleinen Auto zufrieden sei. Als sie das alles lachend bejahte, verabschiedete er sich und stieg freudestrahlend bei Jochen ins Auto ein, um nach Hause zu fahren. Jochen brachte die drei Kästen in den Keller und verstaute sie sachgemäß nach Kays Anordnungen. Ich entschuldigte mich bei Jochen, weil ich ihn für diese Arbeit nicht bemühen wollte. Doch Jochen lachte, winkte ab und meinte, dass er das doch gern für Kay gemacht hätte. Er wäre auch immer für ihn da, wenn er ihn bräuchte.

Auch Katja, Kays Cousine, erzählte noch von einem gemeinsamen Erlebnis:

Sie war kurz vor Kays Unfall noch mit ihm bei der „Eis Oma“. Diese Eisdiele befindet sich in einem „Zone 30“ - Wohngebiet. Katja fuhr etwas schneller und wurde von einem kleinen Auto ausgebremst, das von einer älteren Frau gefahren wurde. Sie war etwas ungeduldig und überholte das Auto. Kay meinte, dass sie ruhig etwas entspannter fahren könne. Die alte Dame ärgerte sich und fuhr hinter ihnen her. Katja parkte am Straßenrand und als sie ausstiegen, hielt die Frau an und wollte schon loslegen, als Kay ihr zuvorkam. Er fragte sie, ob sie denn bemerkt hätte, dass ihr rechtes Blinklicht nicht funktioniert? Sie könne gerne bei ihm im Autohaus vorbeikommen. Er würde es ihr sofort auswechseln. Die Frau war sehr angetan von Kay und lächelte ihn an. Kay lächelte zurück, wünschte ihr eine gute Fahrt und einen schönen Sonntag. Kay regelte die Situation wieder einmal auf friedliche Weise.

Sein Cousin Alexander schrieb auch eine kleine wunderschöne Begebenheit auf, die zeigt, wie Kay immer gehandelt hat.

Kurz bevor ich in den Urlaub fuhr, wollte Kay gerne mit mir und meiner Freundin am Samstagmorgen frühstücken gehen. Natürlich in sein Lieblingsbistro „Café Diem". Es war ein schönes Beisammensein und wir genossen das Frühstück. Kay übernahm anschließend die Rechnung für uns drei, ohne ein Wort darüber zu verlieren. Ich war zu dieser Zeit arbeitssuchend und für Kay war es selbstverständlich, die Rechnung zu begleichen. „Er war, ist und bleibt der beste Cousin und ein wirklicher Freund. Du bleibst immer in meinem Herzen."

Seine Cousine Stephanie erlebte kurze Zeit vor Kays Unfall etwas Besonderes, worüber sie sich mit ihrem Partner sehr freute:

Sie erzählten Kay, dass sie gerne ihr Auto verkaufen möchten und es in Zahlung geben wollten. Kay riet ihr davon ab und meinte, sie solle das Auto auf jeden Fall privat verkaufen. Dazu entschloss sie sich vier Wochen nach Kays Unfall. Sie stellten das Auto im Internet (ohne Bilder) ein und sie schreibt:

Ich glaube, Kay hat uns diesen Käufer geschickt. Innerhalb von drei Stunden (inklusive Einstellen ins Internet) konnten wir das Auto zu einem Traumpreis verkaufen. Wir hatten beide das Gefühl, dass Kay uns zur Seite stand.

Einen wunderschönen Brief schrieb auch eine liebe Freundin von Jenny und Nina. Sie lernte Kay 2009 kennen und sagte immer, dass sie ihn sofort heiraten würde, wenn er ein bisschen älter wäre. Da dieser Brief Kay so wunderbar beschreibt, will ich ein paar Auszüge hier festhalten. Sie hat alles treffend beschrieben:

Nun, fünf Jahre kennen wir uns schon, das ist gar nicht so viel Zeit, aber sie reicht aus, um zu wissen, was für ein großartiger Mensch Du bist. Von Beginn an habe ich mich in Deiner Gegenwart wohl gefühlt. Deine Aura war schon immer umgeben von Charme und Liebe. Du bist ein Mensch ohne Vorurteile und Rollen- oder Klassendenken, eine hervorragende Eigenschaft!

Wie oft hast Du Jenny und mich in Karlsruhe nachts eingesammelt, weil keine Bahn mehr fuhr. Und nie hast Du mich alleine heimkommen lassen. Die Sicherheit und das Wohlbefinden Deiner Freunde sind Dir wichtig! Darauf schaust Du auch jetzt, vor allem bei deiner Familie – Deine Schwesterherzen informieren mich immer mit großem Stolz und großer Liebe.

Kayli, Du bist für mich ein Vorbild. Ein Vorbild darin, dass man nicht viel reden muss, sondern in Kleinigkeiten handeln kann. Ein lieber Blick, ein freundliches Wort oder nur ein fröhliches
„Na, Sarahlein ...?"
Damit kann man so vieles bewegen. Ich freue mich, dass Du ein Teil meines Lebens bist.
Tu mir einen Gefallen, pass' weiter so gut auf Deine Schwestern auf. Sie brauchen das! Und es erfreut auch mich immer, wenn sie mir von Dir berichten! In Verbundenheit Sarahlein.

Der Abend wurde mit diesen wunderschönen Erlebnissen abgerundet. Wir hatten vor diesen Tagen Angst gehabt, weil wir nicht einschätzen konnten, wie sich alles entwickelt. Das erste Mal ohne unseren geliebten Kay – und doch spürten wir ihn die ganze Zeit bei uns. Das Bild von Kay, das auf der ersten Seite dieses Buches zu sehen ist, steht in Großformat bei uns im Wohnzimmer. Als diese Geschichten vorgelesen wurden, strahlte Kay auf diesem Bild für uns alle in die Runde. Wir spürten, dass er wirklich mitten unter uns war und sich freute, dass wir seinen Geburtstag zum Anlass nahmen, liebe Menschen einzuladen, um an ihn zu denken. Wir feierten Kay. Die Erinnerungen an ihn machten uns unendlich dankbar, dass wir diesen wunderbaren jungen Menschen in unserem Leben bei uns haben durften. Und wieder wurde ein Wort deutlich für uns:

Eure Trauer soll in Freude verwandelt werden.

Gott hat den Menschen so geschaffen,
dass er leuchtende Werke vollbringen kann.

Hildegard von Bingen

Wunder

... sind sie wirklich möglich?

Für uns geschahen in dieser Zeit immer wieder außergewöhnliche Ereignisse, die wir als *„Wunder"* bezeichnen. Oftmals wurden Gesetzmäßigkeiten aufgehoben. Überraschungen, die wir nicht als normal bezeichnen können. Dem Himmel ist alles möglich. Deshalb ist dieses Kapitel besonders wichtig für mich. Wir müssen nicht mehr daran glauben, wir durften es erleben. Und deshalb kann ich Trauernden die Gewissheit geben, dass jeder solche Wunder erleben kann!

Eure Lieben können genauso einmalige Wunder für Euch entstehen lassen. Man muss nicht dafür prädestiniert oder auserwählt sein, sondern nur aufmerksam und empfänglich für solche Momente und Ereignisse. Dann können sie jedem Einzelnen von uns begegnen.

Wir konnten uns nicht vorstellen, was zwischen Himmel und Erde alles möglich ist. Oftmals waren wir sprachlos, freudestrahlend – und immer weinten wir vor Glück. Wunder-voll, welche Geschenke des Trostes unsere Lieben uns bereiten dürfen. Lichtblicke, die unsere Trauer erhellten.

... diese Wunder gaben uns Halt am Seil, das wir ergreifen konnten. Nun haben wir den Mut und die Kraft auszuhalten, bis wir endlich – endlich festen Boden unter unseren Füßen spüren können.

Ich lade alle herzlich dazu ein, sich auf diese Wunder einzulassen.

Marcel und Kay kamen schon als dreijährige Jungen im Kindergarten zusammen. Sie waren gemeinsam in der Schule und diese besondere Freundschaft hielt all die Jahre bis zu seinem Unfall. Sie hatten viel zusammen erlebt.

Marcel musste als ältester von sieben Kindern in seinem Leben auf manches verzichten. Außerdem fühlte er sich für seine jüngeren Geschwister verantwortlich, insbesondere für seine jüngste Schwester Laura. Im Juli 2007 wurde Laura von einem älteren Mann mit dem Auto überfahren und starb kurze Zeit später im Krankenhaus. Diese Tragödie erlebten wir hautnah mit. Wir waren alle fassungslos über diesen entsetzlichen Schmerz und die untröstlichen Eltern und Geschwister. Kay stand in dieser Zeit seinem Freund Marcel zur Seite. Immer wenn es ihm nicht gut ging, spürte Kay dies und schaute nach ihm. In den letzten Jahren wohnte Marcel sechzig Kilometer entfernt von Karlsruhe und oftmals fuhr Kay zu ihm, wenn Marcel Unterstützung brauchte. Marcel erzählte uns, dass Kay immer, wenn er ins Wohnzimmer kam, die Fernbedienung des Fernsehers in die Hand nahm. Dann schaltete er auf Radio und den *„Gute Laune"* Sender um. Sofort musste Marcel lachen, weil Kay ihn gleich mit einem Grinsen im Gesicht zu einem Tänzchen aufforderte. Die trüben Gedanken waren schnell verflogen und Kay konnte später mit einem guten Gefühl zurückfahren.

Kay war es auch, der für seinen Freund ein neues Bett aussuchte, weil er auf der Couch schlief und immer über Rückenschmerzen klagte. An einem Samstagmorgen holte er ihn ab, um ein Bettenfachgeschäft zu besuchen. Dort wurden die Matratze und der Rost genau auf die Bedürfnisse von Marcel eingestellt. Kay bezahlte die Rechnung von seinem ersparten Geld.

Die beiden handelten einen Vertrag aus, dass Marcel ihm das Geld erst zurückzahlen sollte, wenn es ihm finanziell wieder besser ginge. Wenn das nicht der Fall sein sollte, wollte Kay das Geld auch nicht mehr zurückhaben. Dieses Bett war schlussendlich ein Geschenk und Vermächtnis von Kay an Marcel. Er hatte einen Teil schon zurückbezahlt, den Restbetrag schenkten wir ihm. Das war zu hundert Prozent in Kays Gesinnung.

In dieser einmaligen und tiefen Freundschaft ging es Marcel ähnlich wie uns. Er war auch gelähmt und erstarrt in der Trauer um seinen besten Freund. Als er nach einigen Tagen abends von uns nach Hause fuhr, lag die Fernbedienung von seinem Fernseher ordentlich auf dem Tisch. Marcel wunderte sich, weil er sie nie an einen bestimmten Platz legte. Meistens wurde sie einfach irgendwo auf der Couch abgelegt. Er schaltete den Fernseher an und normalerweise wäre jetzt sein üblicher Fernsehkanal gelaufen. Aber nein, es kam die Musik des *„Gute Laune"* Senders. Marcel wusste sofort, dass Kay dies für ihn veranlasste. Er wollte ihn zum Lachen bringen und die Trauer vertreiben. Da sich ein Sender normalerweise nicht selbständig verstellt, war es für Marcel keine Frage, wer die Technik ein bisschen verändert hatte. Dieses Erlebnis gab Marcel in diesen schweren Tagen der Trauer Halt und die Gewissheit, dass Kay weiterhin bei ihm war und auf ihn aufpasste.

Ein weiteres Wunder ereignete sich ein paar Wochen später bei Kays Tante.

Elli arbeitet als Krankenschwester in einer Kinderklinik. An diesem Morgen wurde ein Junge von 13 Jahren am Bein operiert. Er war ein paar Tage zuvor am Rand eines Fußballfeldes als Zuschauer gesessen, als ihn ein Ball mit voller Wucht am Bein traf. Es entstand ein blauer Fleck, der von Tag zu Tag größer wurde. Die Eltern gingen zum Arzt und es wurde eine sofortige

Operation angeordnet. Bei diesem harmlosen Eingriff verstarb dieser Junge. Elli war völlig entsetzt und erzählte ihrer Kollegin, was sie soeben erfahren hatte. Die andere Krankenschwester sagte Elli, dass schon dessen älterer Bruder vor ein paar Jahren bei einem Verkehrsunfall ums Leben gekommen sei. Das war nun noch ein weiterer Schock.

In diesem Moment hörten beide eine Stimme:
„Ruft den Kay an!", „Ruft den Kay an!"
Verwundert schauten sie sich erst im Raum um, dann draußen auf dem Krankenhausflur, wer denn gerufen hatte, aber es war niemand zu sehen. Als sie ihre Handys überprüften, konnten sie auch keine Aktion feststellen. Die Mitschwester sagte verwundert, dass sie gar keinen Kay kennen würde. Elli gab ihr zur Antwort, dass ihr Neffe Kay vor ein paar Wochen tödlich verunglückt sei. Konnte Kay aus dem Himmel für die Eltern einen Trost geben, wie er auch uns immer und immer wieder tröstete? Auf jeden Fall dachten wir sofort innig an diese Eltern im Gebet. Wir wünschten ihnen, dass sie die Kraft bekamen, diesen weiteren schweren Schicksalsschlag und Verlust ihres Sohnes zu ertragen.

In diesen Tagen, in denen wir an diese Familie dachten und selbst mit unserer Trauer um Kay beschäftigt waren, wurde uns ein Erlebnis von einem befreundeten Organist aus unserer Kirchengemeinde berichtet: Er saß an der Orgel und hatte für das kommende Musikstück die Register gezogen. Er wollte dieses Kirchenlied bewusst leise spielen, doch plötzlich wurde die Orgel laut. Er erschrak und schaute, welcher Knopf sich verändert hätte, aber es war alles unverändert. Völlig irritiert spielte er weiter und nach ein paar Takten spielte die Orgel ganz normal leise weiter. Als er das Stück beendete, schaute er nach, wie der Text an dieser Stelle der Liedstrophe lautete und er las:

... dass nicht vergessen werde, was man so gern vergisst, dass diese arme Erde nicht unsere Heimat ist.

Einige Wochen nach Kays Unfall schrieb eine liebe Freundin aus Australien unseren Töchtern. Sie berichtete uns von ihrem besonderen Erlebnis direkt in dieser Nacht, als Kay verunglückte.

Sie wachte gegen 2 Uhr nachts auf, ca. 17 Uhr bei uns in Deutschland, und schlief eine lange Zeit nicht mehr ein. Sie konnte sich das überhaupt nicht erklären. Als sie morgens den Kühlschrank öffnete, standen gekochte Kartoffeln darin. Lauren wunderte sich darüber. Ihre Mutter hatte jedoch am Abend vorher an Nina gedacht und sich daran erinnert, dass Nina einen Kartoffelsalat zubereitete, als sie 2006 bei ihnen in Australien war. Deshalb stellte sie die abgekochten Kartoffeln in den Kühlschrank, um sie am nächsten Tag zu verarbeiten. Das war das erste Mal, dass ihre Mutter einen Kartoffelsalat zubereiten wollte und Lauren freute sich darauf. Als sie im Büro ankam, erreichte sie ein Anruf ihrer Mutter, die ihr entsetzt mitteilte, dass Kay tödlich verunglückt sei. Sie waren alle fassungslos. Ihren Kollegen teilte Lauren mit, dass sie heute nicht ansprechbar sei und diese respektierten ihre Bitte. Plötzlich hörte sie die Sekretärin telefonieren. Sie bat den Teilnehmer am anderen Ende der Leitung mehrmals um Wiederholung seines Namens, da sie ihn nicht verstehen konnte. Er war in Australien unbekannt. Letztendlich buchstabierte sie den Namen laut:
K – A – Y ! Lauren konnte es nicht fassen. Der Teilnehmer am Telefon hieß Kay.

In den ersten Tagen nach Kays Unfall kam eine liebe Freundin von unserer Tochter zu uns nach Hause und brachte uns einen lieben Blumengruß – *„Großmütterchen“*. Sie erzählte uns, dass sie extra auf einen Markt gegangen sei, um etwas Besonderes für Kay zu finden. Sie hielt einen kleinen Topf mit *„Vergissmeinnicht"* in der Hand und erzählte der Floristin, dass sie diesen Blumengruß für einen jungen Mann kaufen möchte, der tödlich verunglückt sei. In diesem Moment sagte die Floristin, dass sie auch die Hornveilchen nehmen könnte, da auch diese zu Kays Lieblingsblumen zählten. Sie schaute verwundert und fragend die Floristin an, die ihr zur Antwort gab, dass sie die Tante (Neli) von Kay sei.

Wir freuten uns, dass unsere Freundin ausnahmsweise auf diesen Markt ging. In jedem Stadtteil gibt es Märkte und viele Blumenstände. Trotzdem kaufte sie ausgerechnet bei meiner Schwester die Blumen.

Für uns selbst war, wie schon erwähnt, das erste Wunder der blühende Kaktus am 1. April, als wir auf den Friedhof zu Kay gingen. Dass der Kaktus völlig außerplanmäßig blühte, war für uns etwas Besonderes. Normalerweise blühte er immer nur für einen Tag, aber dieses Mal blühte er auch noch einmal am 2. April voll auf. Für mich war es eine Antwort von Kay, dass er für alle, die bis jetzt noch nicht an ein Wunder glaubten, einen Tag länger blühte.

Zum zweiten Mal blühte er am 15. Mai 2014, Kays Geburtstag. Für uns die Gewissheit, dass er bei uns ist. Egal, ob wir ihn nun körperlich sehen können oder nicht.

Hallo Familie, ich lebe und ihr könnt mich sehen! Und jetzt lasst uns feiern.

Es war ungewöhnlich, dass der Kaktus in diesem Jahr insgesamt sechs Mal blühen konnte. Zum Beispiel auch am 90. Geburtstag seines Opas. Seit jenem Jahr blühte er immer mehrere

Tage. Für uns jedes Mal ein besonderer Gruß von Kay aus dem Himmel. Wir konnten erleben, dass dort NICHTS unmöglich ist und es keine Grenzen gibt. Natürlich waren wir jetzt schon immer gespannt, was für eine besondere Überraschung als nächstes auf uns wartet.

Am Geburtstag meines Mannes Andreas blühte der Kaktus nicht. Es war der 26. Juni 2014. Schade, aber es würde bestimmt etwas Schönes passieren, davon waren wir jetzt schon überzeugt. Mein Geburtstag war am 1. Juli, auch da blühte der Kaktus nicht, aber ich konnte Kays besondere Nähe zu mir spüren. Er schickte mir einen wunderschönen Schmetterling, ein Pfauenauge, mitten auf einer stark befahrenen Kreuzung. Dieser Schmetterling flog in einer Spirale um mich herum. Ein Pfauenauge! Dieser Schmetterling hat eine besondere Geschichte für uns beide.

Zwei Wochen vor Kays Unfall konnte ich gleich zwei dieser Schmetterlinge auf einem Zaun fotografieren. Ich war glücklich und zeigte Kay das Foto. Er freute sich mit mir. Lächelnd sagte er: *„Ach Mom, das sind immer so schöne Geschenke von den Engeln an dich.“* Und nun schickte er mir zu meinem Geburtstag dieses wunderschöne Pfauenauge.

Natürlich waren Geburtstage für uns auch von einer besonderen Schwere und Trauer erfüllt. Immer dachten wir an das vergangene Jahr 2013, als noch alles gut war. Meistens konnten wir uns daran erinnern, was wir an diesen Tagen erlebt hatten und wie wir uns zusammen freuten. Die Bilder der letzten Feiern erzählen noch ihre fröhlichen Geschichten, die wir zusammen erleben durften. Diesen Trennungsschmerz auszuhalten ist schwer. Er fehlt - IMMER!

Vier Tage später kam meine Schwester Conny zu uns. Sie erzählte mir, dass schon viele Jahre in ihrem Garten ein *„Tränendes Herz"* wächst und zu einer buschigen Pflanze geworden ist. Als sie Ende Mai im Garten war, sah sie, dass die Blätter braun wurden und sie sich, wie es für eine Staude üblich ist, einzog. Im nächsten Jahr würde sie erneut blühen. Als sie am 26. Juni, also am Geburtstag von Andreas, in den Garten kam, war diese Pflanze wieder grün und es hingen sogar zwei *„Tränende Herzen"* an ihr. Das ist ungewöhnlich. Wieder wurde die Gesetzmäßigkeit aufgehoben. Die Pflanze hatte bis Mitte Juli vier Herzen. Symbolisch für unsere vier trauernden und weinenden Herzen.

Ein besonderes Wunder sahen wir auch noch am Geburtstag meines Bruders Markus. Er war, wie erwähnt, mit seinem Sohn Yves an der Absperrung der Unfallstelle, da auch sie Kay suchten. Für meinen Bruder Markus war es auch unendlich schwer diesen Verlust, den wir alle erlitten hatten, zu verkraften. An seinem Geburtstag, am 17. September, sah ich aus dem Fenster und der Kaktus blühte wieder. Er blühte normalerweise immer gelb. Heute blühte er pink! Ich fotografierte den Kaktus sofort und schickte Markus das Bild. Er war sprachlos und unendlich dankbar, dass das sein Geschenk von Kay aus dem Himmel war. Das Besondere: Yves erkannte sofort, dass dieses Pink die Firmenfarben des eigenen Betriebs waren.

Ihr aber sollt mich sehen, denn ich lebe!

Am Geburtstag von Yves blühte nichts. Das erstaunte mich ein bisschen, aber ich wollte dem noch keine Bedeutung beimessen. Yves hatte uns ein paar Tage später zu einem Geburtstagskaffee eingeladen. An diesem Morgen sprach ich mit einem Freund und er erzählte mir von einem besonderen Beitrag der Schweizer Psychologin Vera Birkenbihl. Ich suchte diesen Beitrag auf YouTube, konnte ihn aber nicht finden. Dafür wurde ich auf eine Fernsehsendung aufmerksam, in der sie ebenfalls zu sehen war. Der Titel lautete: *„Das Leben nach dem Tod“*[6]. Unglaublich und faszinierend, dass ich bereits nach zwei Minuten wusste, dass ich auf diesen Beitrag nicht zufällig aufmerksam wurde. Zunächst erkannte ich einen Schmetterling, den ich an Ostern 2014 bei uns im Wald zum ersten Mal in meinem Leben sah. Anschließend kam ein *„Monarchfalter“*, den ich einige Wochen vorher fotografieren konnte. Es saßen gleich drei Falter auf einer Pflanze.

Gleich zu Beginn wurde in diesem Beitrag über die unterschiedliche Trauer der verschiedenen Weltreligionen gesprochen. Ein Interview mit Dr. Elisabeth Kübler-Ross folgte im Anschluss. Diese Schweizer Ärztin hat zehn Jahre lang Studien über Nahtod-Erfahrungen zusammengefasst. Sie berichtete von Personen, die bei Unfällen oder Operationen für Minuten oder längere Zeit einen Herzstillstand erlitten. Diese Menschen beschrieben, wie sie sich außerhalb ihres Körpers befanden und wie sie sich fühlten. Niemand wollte in den eigenen Körper zurück. Diese Erlebnisse werden als Nahtod-Erfahrung bezeichnet. Es war für mich sehr beeindruckend. Anschließend sprach Vera Birkenbihl, die den frühen Tod unserer Lieben so beschrieb: *„Jeder lebt sein Leben solange, wie es im Plan jedes Einzelnen verankert ist. Wir alle stehen an der Haltestelle unseres Lebens und wenn die Zeit gekommen ist, steigen wir in den Bus ein, der uns in den Himmel bringt. Die anderen bleiben stehen, erfüllen ihre Lebensaufgabe, bis auch ihre Zeit gekommen ist, um zu gehen. Es ist ein Kommen und Gehen auf dieser Erde. Die einen dürfen in den Bus einsteigen, die anderen müssen noch ein bisschen warten. In der Zwischenzeit kommen die nächsten auf dieser Erde an und so geht der Kreislauf weiter. Aber wir alle dürfen uns zu unserer Zeit dann im Himmel wiedersehen“.*

[6] Leider wurde der Beitrag auf YouTube kurze Zeit später entfernt.

Diesen Beitrag konnte ich Yves zeigen. Vor längerer Zeit kaufte ich zwei kleine sitzende Engelchen. Der eine hielt ein Herz an seiner rechten Seite, der andere an der linken Seite. Ich sagte ihm, dass das ein Gruß von Kay für ihn zum Geburtstag sei. Ich gab ihm die Engel in die Hand und so berührten sich die Körper. Diese Berührung symbolisierte für uns die geistige Verbindung, jedoch war jeder an seinem Platz beschäftigt. Yves rechts auf der Erde, Kay links im Himmel. Am nächsten Tag sah ich mir diesen Fernsehbericht komplett an. Aus der schamanischen Sichtweise ist das Leben rechts zu sehen, der Tod links. Intuitiv hatte ich es an Yves genau so weitergegeben.

Auf den Bildern, die wir zu Yves Geburtstag fotografierten, konnten wir wieder das Phänomen feststellen. Die Regenbogenfarben in Form einer Kapsel – für uns eine Bestätigung, dass Kay in diesem Moment bei uns war.

Es war wunderschön, dass auch am 19. Oktober 2014, zum 30. Geburtstag von Mario, der Kaktus blühte. Wieder ein Zeichen von Kay, dass er Mario einen lieben Gruß aus dem Himmel schickte. Kay und Mario verband eine wertschätzende und achtsame Freundschaft. Diese entstand auch unter anderem durch ein besonderes Ereignis:

Als Mario im Sommer 2013 aus seiner kleinen Wohnung auszog, mussten einige Möbel in seinen Heimatort transportiert werden. Kay fragte verschiedene Freunde, ob sie für zwei Stunden beim Tragen helfen könnten. Trotz einiger Zusagen war niemand gekommen und sie mussten allein die Möbel verfrachten. Nina, Jenny und ich versprachen, die Wohnung zu putzen, sodass sie dem Vermieter übergeben werden konnte. Soweit es möglich war, halfen wir Frauen noch beim Tragen. An diesem Samstag stiegen die Temperaturen auf 38 Grad. Es war der heißeste Tag im ganzen Jahr, nicht unbedingt für einen Umzug geeignet. Aber es war terminlich nicht zu verschieben. Also fuhren Kay und Mario mit einem Transporter ohne Klimaanlage los. 120 km zum Heimatort und die gleiche Strecke wieder zurück. Für Kay war es keine Frage, Mario zu unterstützen und Mario war sehr dankbar, dass er schlussendlich nicht völlig ohne Hilfe umziehen musste.

Die Feier zu Marios 30. Geburtstag sollte in seinem Heimatort stattfinden. Als Mario und Nina dort ankamen, sah Nina einen wunderschönen Monarchfalter. Er blieb ruhig auf einer Mauer sitzen und sie konnte ihn richtig gut mit ihrer Kamera fotografieren. Am nächsten Tag unternahmen sie einen Spaziergang mit Marios Familie und Nina wünschte sich ein kleines Zeichen von Kay, dass er bei ihnen war. Kurz darauf sah sie eine Wolke mit Regenbogenfarben. Kay hatte ihr zu ihrem letzten Geburtstag, am 16. Februar 2014, das Bild von einem wunderschönen Regenbogen per WhatsApp geschickt. Sie freute sich darüber. Anschließend sah sie bei dem Spaziergang erneut einen Monarchfalter auf einer Leitplanke. Auch dieser blieb so lange sitzen, bis sie ihn fotografiert hatte. Als sie nach oben schaute, sah sie am strahlend blauen Himmel eine einzige große Wolke, in der Form eines riesigen Engels. Sogleich fotografierte sie auch diese Wolke und als sie das Bild später anschaute, konnte man in der Schräglage sogar den Buchstaben *„K"* erkennen.

Ich lebe und ihr könnt mich sehen!
So viele wunderschöne Geschenke aus dem Himmel! Zufall?

... durch diese WUNDER-vollen Erlebnisse konnten wir immer ein Stückchen weiter den Abgrund überqueren. Das Seil gab Halt, unsere Hoffnung wurde bestärkt, die vielen Gebete und Gedanken unterstützten uns. Wir wussten, dass wir irgendwann das tiefe Tal überwinden und festen Boden unter den Füßen spüren könnten.

Das Leben eines Menschen ist ein
von Gotteshand geschriebenes Märchen.
Hans Christian Andersen

Zeichen

... können wir unseren Wahrnehmungen vertrauen?

Es war unglaublich, welche Impulse, Gedanken und kleine Zeichen uns immer wieder geschickt wurden. Natürlich ist alles subjektiv und jeder kann für sich selbst entscheiden, ob ein Zeichen als solches zu deuten ist. Ich kann nur für mich, bzw. uns sprechen. In unserer tiefen Trauer um Kay waren das seine kleinen Geschenke aus dem Himmel. Damit wussten wir, dass er ein Auge auf uns hat, an unserem Leben teilnimmt und sich nach seinen Möglichkeiten zeigen darf.

Ich habe einige Bücher von Menschen gelesen, die auch durch einen Unfall oder gar Mord, ihre Kinder verloren haben. Sie alle beschreiben die gleichen Phänomene. Es zeigt, dass sich unsere Lieben in Zeichen zeigen dürfen, wenn wir offen dafür sind, sie zu verstehen und wahrzunehmen. Bei uns waren es z.B. Eichhörnchen, besondere Schmetterlinge, Marienkäfer, Vögel und sogar ein kleiner Fuchs. Kay liebte Eichhörnchen und immer wenn er eins sah, zeigte er sie uns begeistert. Wir konnten immer wieder beobachten:

Wenn wir eine Antwort suchten für bestimmte Dinge, erlebten wir mehrmals, dass ein Eichhörnchen direkt vor unsere Füße hüpfte. Als wollte es uns bestätigen, dass wir die richtig Entscheidung trafen.

Als ich im Sommer morgens die Tür zur Terrasse öffnete, kam

sofort ein weißer Schmetterling an die Tür geflogen, als wollte er mir einen guten Morgen wünschen. Ich erlebte auch, dass mich ein Schmetterling im Flug berührte. Als uns eine Freundin von Kay besuchte, sprachen wir über unsere Erlebnisse mit den Schmetterlingen. Sie erzählte uns, dass sich bei ihr ein Schmetterling auf die Hand setzte und ruhig wartete, bis sie ihn fotografiert hatte.

Im Jahr 2006 entdeckte ich in meiner Spiritualität das *„Automatische Schreiben"*. Dadurch kann ich einen Kontakt zu Lichtwesen (Engeln) oder Verstorbenen herstellen. Ich setze mich in Ruhe an meinen Schreibtisch und warte auf den Impuls zu schreiben. Ich schalte meine eigenen Gedanken aus und lasse mir *„diktieren"*, was ich schreiben soll. Erst am Ende einer solchen Sitzung lese ich das Geschriebene bewusst durch. Ich bin immer erstaunt, welche Botschaften und Nachrichten mir mitgeteilt werden. Dass ich dieses Geschenk des Himmels nutze, wussten bisher nur wenige Menschen. Jetzt ist es aber von großer Bedeutung. Durch dieses Schreiben kann ich mit Kay direkt in Verbindung treten. Dies ist für uns ein unendlich wertvolles Geschenk. Somit wissen wir, wie es ihm geht, was er uns zu sagen hat und wie er uns und viele andere Menschen unterstützen kann. Diese Impulse kann ich weitergeben und sie sind hilfreich, auch für andere Personen. Im Sommer bekamen wir ein besonderes Zeichen von Kay. Yves sprach eines Abends intensiv mit Kay und sagte zu ihm: *„Kay, wenn du mich wirklich hörst und das stimmt, was ich von dir zurückbekomme, schicke mir bitte ein Zeichen."* An diesem Tag hatte ich eine solche *„Botschaft"* geschrieben. Die Antwort von Kay war an alle gerichtet:

„Ich bin so nah bei ihnen, ich begleite sie ständig und sie müssen nur ein bisschen die Augen schließen oder ins Gefühl gehen. Dann können sie mich richtig spüren. Egal, ob es etwas Witziges oder

Ernstes ist, das wir zusammen gehört, gesehen oder erlebt haben, in jedem Gedanken bin ich bei ihnen. Ich sende ihnen nach wie vor alles, um sie zu unterstützen. Denn ich weiß, wann sie lachen und wie sie sich freuen können."

Ich verschickte diese Nachricht von Kay am nächsten Morgen an Jenny, Nina, Yves und Marcel. Nachdem Yves diese Antwort von Kay las, schrieb er mir sofort zurück. Er war sprachlos und glücklich, dass ich mittags dem Impuls folgte und die Botschaft schrieb. Somit konnte Kay Yves diese Bitte sofort erfüllen und ihm das Zeichen geben, um das er ihn in der Nacht gebeten hatte.

Diese Art der Kommunikation erleichtert uns den Abschied. Oftmals fühlt es sich an, als wäre Kay in Australien und wir könnten uns aus dieser Entfernung wenigstens Briefe schreiben, um uns gegenseitig mitzuteilen. Nina meinte in den Tagen unserer tiefen Trauer, dass wir durch meine Gabe des automatischen Schreibens schon vor Jahren auf diesen Unglückstag vorbereitet wurden, damit wir mit dem Tod von Kay weiterleben könnten und nicht völlig verzweifeln.

Als ich schon sehr schnell spürte, dass der Tod von Kay eine große Bedeutung für uns alle hat und er viel bewegen kann in seiner Welt im Himmel, bekam ich den Impuls, ein Buch über alles Erlebte und die Wunder zu schreiben. Im Juni 2014 fuhren mein Mann Andreas und ich nach Kärnten. Auf dem Weg dorthin sagte ich ihm im Auto bei Augsburg, dass ich das Gefühl habe, ein Buch über Kay schreiben zu sollen. In diesem Moment fuhr auf der rechten Seite ein kleines rotes Auto mit dem Kennzeichen KA – Y 8374 (Quersumme 22 – Kay war 22 Jahre alt). Das war für mich die Bestätigung von Kay, dass ich seinen Impuls richtig verstand. Als wir in Kärnten ankamen, wurden wir von einer Freundin der Vermieter empfangen, da sie für ein paar Tage verreist waren. Die Frau zeigte uns alles in der Wohnung und wir erzählten ihr auch, dass wir Kay vor drei Monaten durch einen Unfall verloren hatten. Sie war sehr einfühlsam und erzählte uns, dass auch sie ihren Vater sehr früh und ein eigenes Kind verloren hatte. Seitdem hat sie täglich Kontakt mit ihren lieben Verstorbenen. Sie fühlt ihre Anwesenheit und spricht mit ihnen, als wären sie körperlich da. Wir standen im Esszimmer und plötzlich sagte sie: *„Übrigens, ihr Sohn ist bei uns – er steht direkt neben ihnen."* Wir waren sprachlos und glücklich, dass Rosi unseren Kay wahrnehmen konnte. Was für ein Trost – Kay mit uns in Kärnten!

Einige Tage später trafen wir unsere Vermieterin. Auch sie war mir vom ersten Moment an so vertraut, als würden wir uns viele Jahre kennen. Wir verabredeten uns spontan zu einem Treffen. Sie besuchte uns an einem Nachmittag und erzählte mir, dass sie bei unserer ersten Begegnung dachte, dass ich ein Buch schreibe. Als ich ihr von Kay erzählte und dass ich tatsächlich plane, ein Buch zu schreiben war auch sie sprachlos und wir freuten uns über ihre Intuition. Für mich war es kein Zufall sondern die doppelte Bestätigung, dass ich ein Buch über Kay schreiben sollte.

Unsere Vermieterin war eine, für mich, sehr begabte Malerin, die ihre Gemälde in einer eigenen Galerie zu Hause ausstellte. Ich konnte zwei Bilder bei ihr erwerben und in meinem Praxisraum am Bodensee als besonderen *„Blickfang"* aufhängen.

Am Muttertag wurde ich mit einem besonderen Erlebnis beschenkt. Meine beiden Töchter schenkten mir einen wunderschönen Anhänger für meine Kette – ein doppeltes Herz mit Kays Fingerabdruck. Da Nina in München war, sie aber sehen wollte, wie ich reagiere, telefonierten wir über Skype. Somit konnten wir uns gegenseitig sehen. Natürlich weinten wir alle drei, als wir dieses wunderschöne Schmuckstück ansahen. Unser Kayli war direkt bei uns. Wir telefonierten lange und plötzlich sagte Nina: Oh, es ist 11.11 Uhr.

Wir sehen solche *„Schnapszahlen"* als besondere Grüße von Engeln. Kleine Zeichen zur Erinnerung, dass wir mit allen himmlischen Wesen verbunden sind. Auch Kay achtete auf solche Zeichen und deshalb ist es für uns besonders schön, wenn wir eine Zahlenkombination sehen.

Wir schauten bei uns auf die Uhr und auf die Handys. Nein, es war 11.22 Uhr. Aber auf Ninas Notebook, und das ist ebenfalls funkuhrgesteuert, war es 11.11 Uhr. Eine Minute später sagte sie: *„Das gibt es doch nicht, jetzt ist es 11.23 Uhr."* Unsere Uhren zeigten auch 11.23 Uhr. Das war für uns ein lieber und besonderer Gruß von unserem Kay, der sich für uns wieder so zeigen durfte.

Nina hatte noch ein weiteres besonderes Erlebnis mit Kay. Sie überlegte sich, ob sie Kays neues Auto übernehmen sollte, das er, wie erwähnt, erst ein halbes Jahr zuvor kaufte. Es war sein *„Baby"* und er konfigurierte es für sich mit exklusiven Details, sodass es unglaublich schwer fiel, dieses tolle Auto zu verkaufen. Nina überlegte hin und her. Da ihr Freund Mario bereits ein Auto besaß, benötigten sie kein weiteres. Trotzdem machte sie noch eine Probefahrt und fuhr zum Friedhof an Kays Grab, um mit ihm noch einmal zu *„sprechen"*.

Als sie ruhig am Grab saß, sah sie ihn in Gedanken vor sich und er gab ihr die Antwort: *„Nina, du weißt doch, was zu tun ist. Verkauft das Auto, ich brauche es nicht mehr und es ist alles gut!"* In diesem Moment kam ein Pfauenauge, umkreiste sie und flog neben ihr, als sie zu seinem Auto zurückging. Sie öffnete die Autotür und der Schmetterling flog ins Wageninnere. Dort blieb er kurz, flog dann aus dem Auto hinaus und verschwand. Das war für Nina das Zeichen, dass Kay sich von seinem Auto endgültig verabschiedet hatte und nun alles gut war. Das Auto konnte verkauft werden!

Wie schon erwähnt, pflanzte ich am Sonntag, als Kay verunglückte, *„Großmütterchen"*. Französisch heißen Stiefmütterchen Pensées – Gedanken. Anfang Juni waren sie ziemlich verblüht, aber ich konnte sie noch nicht wegwerfen. Marcel meinte, dass ich sie jetzt auf den Kompost legen und anschließend etwas Neues pflanzen soll. Das wäre Kay am liebsten. Schweren Herzens brachte ich sie auf den Kompost. Zwei Wochen später entfernte ich das Unkraut zwischen den Steinen auf unserer Terrasse. Als ich einen großen Blumentopf zur Seite rückte, entdeckte ich ein kleines zartes *‚Minigroßmütterchen'*, das sich dort selbst gesetzt hatte. Ich konnte es nicht fassen. Es blühte zwischen den Steinplatten fast ohne Erde. Ich war unvorstellbar glücklich. Ein kleiner Gruß von Kay, der wusste, dass ich diese kleinen Pflanzen so liebte wie er. Noch vier Mal durfte ich in diesem Jahr diese kleinen *‚Minigroßmütterchen'* entdecken. Einmal schnitt ich verblühte Rosen ab und als ich den Schnitt aufhob, entdeckte ich eins, das versteckt hinter einem Stein blühte. Auch hier war bezeichnend, dass ich immer an besonderen Tagen, wie z. B. am Geburtstag von einem lieben Freund, diese kleinen Blumenboten fand. Er führte mich immer zu ihnen und ich wusste, dass er sich auch hier in besonderer Weise zeigen durfte.

Großmütterchengrüße von meinem Kind aus dem Himmel.

Einige Wochen nach Kays Unfall war ich im Garten und mähte den Rasen. Als ich in die Küche zurückkam, saß innen an der Scheibe ein Schmetterling. Ich fotografierte ihn und er blieb noch eine Weile sitzen, bevor er nach draußen flog. Da ich einen solchen noch nie zuvor gesehen hatte, informierte ich mich im Internet über den Schmetterling. Es war ein Schillerfalter und er wurde zum Schmetterling des Jahres 2011 gekürt. Kay zum besten Zivi 2011.

Im Garten der Zeit
wächst die Blume des Trostes.

aus Rumänien

USA - Reise

... zu Zweit und doch zu Dritt?

Alle unsere drei Kinder haben unterschiedliche Schulabschlüsse und Berufsausbildungen. Jenny absolvierte nach ihrem Schulabschluss eine Ausbildung für Bürokommunikation. Sie arbeitete schon einige Jahre in diesem Beruf. Kay hatte seine Ausbildung zum Kfz-Mechatroniker im Februar 2011 mit seiner Prüfung erfolgreich bestanden. Nina beendete ihr Studium im September 2011. Als kleine Anerkennung, wie stolz wir auf unsere drei sind und was sie bisher erreichten, schenkten wir ihnen zu den bestandenen Ausbildungsabschlüssen eine Woche Urlaub in New York. Davon träumten unsere Kinder schon lange und deshalb meinte Andreas, das sei das richtige Geschenk für sie.

Im Juli 2012 reisten die drei zusammen nach New York. Sie verlängerten ihren USA Aufenthalt für zehn weitere Tage, um noch in Florida den Strand und die Umgebung genießen zu können. Die Zeit, die sie dort erlebten, ist für alle drei unvergesslich.

Im Jahr 2013 unternahm Kay nur wenig in seinen Urlaubstagen. Er konnte sich für nichts entscheiden. Alleine wollte er nicht reisen und es ergab sich keine Gelegenheit, etwas Besonderes zu erleben. Aus diesem Grund kamen seine Schwester Jenny und er auf die Idee, gemeinsam im kommenden Jahr 2014 nochmals in die USA zu reisen. Er war total begeistert von der Idee und gemeinsam planten sie eine Route, die sie über 3000 km durch Kalifornien, Utah und Arizona führte. Als Kay eine Woche vor dem tödlichen Unfall noch bei seiner Schwester Nina in München war, tauschte er sich bezüglich des Urlaubs mit einem Bekannten aus. Dieser hatte eine ähnliche Route bereist und Kay notierte sich fleißig einige Highlights auf seinem neuen Tablet.

Kay hatte genaue Vorstellungen, was er auf jeden Fall sehen wollte. Sein größter Wunsch war, mit Lufthansa zu fliegen, in Seattle zu landen und die Boeing Fabrik nahe Seattle zu besuchen. Die Begründung war, dass er mit seinem Computerspiel *‚Flight Simulator'* immer diesen Flughafen anflog. Jenny lachte, da er sich bereits in New York, aufgrund eines anderen Computerspiels, bestens zurechtfand, obwohl er noch nie vor Ort gewesen war. Neben der Boeing-Fabrik in Seattle standen auch weitere Reiseziele, wie San Francisco, Death Valley, Las Vegas und Los Angeles auf dem Plan.

Jenny buchte die Reise am 23. März 2014. Eine Woche später verunglückte Kay tödlich. Wir alle waren fassungslos, dass er diese wunderschöne Reise nun nicht mehr mit seiner Schwester erleben konnte. In der Anfangszeit der Trauer war an die Reise nicht zu denken. Nach einigen Wochen musste sich Jenny jedoch entscheiden, die Reise zu stornieren oder anzutreten. Da diese Reise die letzte gemeinsame Planung mit Kay war, entschied sich Nina dafür, mit Jenny diesen Urlaub anzutreten, im Gedenken an ihren *"kleinen Bro"*, der sich so darauf gefreut hatte. Leider war es aus technischen Gründen für die Lufthansa nicht möglich, Kays Flug direkt auf Nina zu übertragen. Durch eine Freundin von Nina ergab sich jedoch der Kontakt zu einer Lufthansa-Mitarbeiterin. Diese stornierte den ursprünglichen Flug und die für Kay reservierten Plätze buchte sie auf Nina um. Nun konnten die Mädchen doch gemeinsam reisen.

Vor der Reise ließ Nina für die besondere Zeit mit ihrem "*kleinen Bro*" Mützen mit der Aufschrift *„I love my bro"* anfertigen. Sie wollten diese Mützen bei jeder Sehenswürdigkeit auf der Reise tragen und sich fotografieren, um die grenzenlose Liebe zwischen den drei Geschwistern zu symbolisieren. Für sie stand fest, dass Kay in einer anderen Form auf dieser Reise dabei war.

Zudem hatte sich Jenny eine Kette mit Kays Fingerabdruck anfertigen lassen. Während der Reise hing die Kette am Rückspiegel, damit Kay immer in ihrer Mitte war. Als kleines Morgenritual legten sie ihren Zeigefinger auf seinen Fingerabdruck, um sich so symbolisch für den Tag mit ihm zu verbinden.

Am 8. September 2014 ging die Reise, wie von Kay gewünscht, mit Lufthansa los. Für mich war es ein sehr schwerer Tag. Ich musste gänzlich in das Vertrauen gehen, dass meine Kinder beschützt durch alle Engel und Himmelsmächte glücklich dort ankommen würden. Wie dankbar war ich, als ich eine kurze Nachricht von den Mädchen bekam, dass sie gut gelandet waren. Als Jenny und Nina in das Flugzeug stiegen, überkam sie eine große Trauer und Fassungslosigkeit, weil dieses Unglück geschehen war. Die Schwestern konnten einfach keinen Sinn darin erkennen, dass sie nun ohne ihren Bruder reisen sollten. Doch Kay versprach in einer *„Botschaft"*, die ich geschrieben hatte, immer bei ihnen zu sein. Er freute sich riesig, dass sie diese Reise nun zu dritt, anstatt zu zweit, antreten konnten. Natürlich wäre die physische Anwesenheit von Kay mit nichts zu vergleichen gewesen. Wir hätten alles dafür getan, dass er wieder bei uns sein kann. Aber die Mädchen spürten schon am ersten Tag, wie Kay in seiner Liebe zu ihnen und in seiner Art, andere aufzuheitern, bei ihnen war.

Es begann nach der Landung in Seattle mit dem Boeing-Werk. Wäre es nicht Kays großer Wunsch gewesen, hätten es sich die beiden nie angeschaut. Für ihn das größte Highlight, für die Schwestern fast unerträglich. Trotzdem kauften sie die Tickets und die Führung begann. Zu Beginn der Führung hieß die Tour-Führerin alle Teilnehmer willkommen und sie erhielten eine kurze Einführung in die Verhaltensregeln auf dem Gelände. Die Tour-Führerin sprach mit einem starken russischen Akzent. In der Vergangenheit hatte Kay verschiedene Sprachen und Dialekte imitiert. Russisch bereitete ihm besondere Freude. Wir konnten immer herzhaft lachen, wenn wir auch noch seine Mimik dazu sahen. Deshalb war es für die Schwestern ein besonderes Zeichen seiner Nähe, dass diese Frau nun American English mit russischem Akzent sprach. Kay sorgte wieder dafür, dass es ihnen leicht fiel die Führung mitzumachen. Die beiden Mädchen sahen sich nur an und mussten direkt loslachen. Ein lieber und witziger Gruß von ihrem little bro – er war bei ihnen und die anfängliche Trauer verflog in diesem Moment.

Auf ihrer Rundreise begegneten den Schwestern immer wieder Schmetterlinge auf beeindruckende Weise. Als sie in San Francisco am Lande-Steg ihre Tickets für einen Schiffsausflug nach Alcatraz abholten, umkreisten sie zwei Schmetterlinge ununterbrochen. Auf der Insel Alcatraz selbst konnte Nina sogar ein Foto von einem Monarchfalter machen, der so lange stillhielt, bis das Foto im Kasten war. Während der Reise besuchten sie einige Nationalparks. Unter anderem auch den Yosemite-Nationalpark. Am Abend waren sie auf der Suche nach ihrem Hotel, das sie bereits vor der Reise buchten. Es war in einer Kleinstadt namens Mariposa. Beide waren darüber erstaunt, dass ihnen vorher nicht aufgefallen war, dass sie einen weiten Umweg fahren mussten, um diesen Ort zu erreichen. Als sie in der Abenddämmerung das Motel *„The Monarch"* (deutsch: Monarchfalter) aus der Familie der Edelfalter erreichten, war an dem Hotelschild in der Einfahrt der Monarchfalter abgebildet. Beim

Check-In an der Rezeption fiel Nina der Schriftzug hinter dem Schalter auf:

> *„Just when the caterpillar thought the world was over, it became a butterfly."*
> Lao Tse

> *Was die Raupe Ende der Welt nennt, nennt der Rest der Welt Schmetterling.*
> Lao Tse

Anschließend fiel Jenny (die zwei Jahre in Barcelona gelebt hatte) auf, dass das spanische Wort *„Mariposa"* deutsch *"Schmetterling"* heißt. Nach einem Blick in den Reiseführer und in Wikipedia wurde deutlich, dass dieser Ort etwas Besonderes ist. Jedes Frühjahr findet in diesem Ort das Schmetterlingsfestival statt und die Schmetterlingsform ist überall in der Stadt zu finden. Es gab Straßenbänke, Schaufenster und Hotelschilder. Immer wieder begegnete ihnen ein Schmetterling. Insofern war es kein Zufall, dass sie ausgerechnet diesen Umweg auf sich nehmen mussten. So konnte Kay einmal mehr seinen Schwesterherzen zeigen, dass er bei ihnen ist.

Die Route führte Jenny und Nina auch durch die Wüste von Death Valley. Ihre Temperarturanzeige im Auto stieg auf 50 Grad Außentemperatur an. Obwohl sie ihre Wasserflaschen eingepackt hatten, war die Hitze so unerträglich, dass sie nach einer kurzen Besichtigung zum Auto zurückkehrten und weiterfahren wollten. Als sie losfuhren, tanzte plötzlich ein weißer Schmetterling vor ihrer Windschutzscheibe und begleitete sie noch ein Stück auf ihrem Weg. Unerklärlich, wie er die erschwerten Bedingungen der Wüste überleben konnte.

Auf ihrer weiteren Reise erlebten die beiden die größte Überraschung in Las Vegas. Beim Check-In des Flamingo Hotels wurde Jenny darauf hingewiesen, dass sie ein Upgrade erhalten. Jenny sah die Dame an der Rezeption etwas ungläubig an, da sie nicht genau wusste, wieso ausgerechnet sie ein Upgrade erhalten würden. Dennoch fuhren die beiden Mädchen mit ihrem Gepäck in den 21. Stock und öffneten die Tür zu ihrem Hotelzimmer. Dort eröffnete sich ihnen der Blick in eine Suite. Im weitläufigen Wohnzimmer stand eine Ottomane[7] an der Fensterfront. Nachdem Nina die verschlossenen Jalousien mit dem Schalter automatisch öffnete, eröffnete sich ihnen ein atemberaubender Blick auf das erleuchtete Riesenrad und das funkelnde Las Vegas. Neben dem Wohnzimmer bestand die Suite aus zwei Badezimmern und einem Schlafzimmer. Sprachlos standen sich Jenny und Nina gegenüber. Sie erhielten einen Upgrade auf eine Luxussuite – zu einem unglaublichen Preis von 70 US-$!!! Sie konnten es nicht fassen! Wie sehr liebte Kay seine Schwestern, dass er sie immer wieder mit neuen wundervollen Ideen beschenkte. Eine unglaubliche Überraschung ihres Bruders, der unbeschreibliches Glück folgte. Am nächsten Tag verbrachten sie einige Zeit am Pool und sahen Kay in Gedanken bei sich, wie er mit ihnen Party machte. Es war nicht zu beschreiben – er war wirklich mitten im Geschehen dabei. Nach den ereignisreichen Tagen beschlossen sie, noch einen Tag in Las Vegas zu verlängern. Jenny ging am Morgen zur Rezeption, um zu fragen, ob sie noch einen Tag verlängern könnten. Dieses Mal war ein älterer Herr an der Rezeption. Er schaute sie etwas ungläubig an und meinte, dass er bedauert, aber es sei wohl bei der bisherigen Buchung ein Fehler aufgetreten. Er könne ihr die Suite, die nur exklusiv den *„Diamant-Kunden"* des Hotels zusteht, nicht mehr anbieten. Alternativ buchte er ein Hotelzimmer im 22. Stockwerk, mit direktem Blick auf den Bellagio-Springbrunnen und den Vegas Strip, ein. Sie konnten den Abend über das bunte

[7] großes Liegesofa

Treiben von ihrer Couch aus beobachten. Das Besondere an diesem Hotel war auch, dass die Farben der Außenfassade und Inneneinrichtung in Pink gehalten war – nach den Flamingos.

Am 17. September, dem Geburtstag meines Bruders Markus, schickte ich ihnen das Bild des pink blühenden Kaktus. Sie fragten sofort, was das denn für ein Kaktus sei. Als ich ihnen antwortete, dass unser gelber Kaktus dieses Mal in pink blüht, konnten sie es nicht fassen. Es war genau die Farbe des Hotels. WIE sollten wir diese unglaublichen Zusammenhänge übersehen oder als *„Zufälle"* abtun? Für uns ist es eine Gewissheit! Kay kann und darf sich uns auf wundervolle Art zeigen und unser Leben mitgestalten. Nach seinen Möglichkeiten – und diese sind enorm!

Es gab noch eine weitere Besonderheit.

Kay hatte oft Lieder der Band *„Coldplay"* gehört.

Zum 16. Mai 2014 – ein Tag nach Kays Geburtstag, an dem wir zur Erinnerung an Kays *„ersten Geburtstag im Himmel"* zusammen feierten, veröffentlichte die Band ihr Album *„Ghoststories"* mit Titeln, die wie auf Jennys und Ninas Situation zugeschnitten waren. Unter anderem die Songs *„A sky full of stars"*, *„Always in my head"*, *„Ink"*, *„True Love"* und *„O"*. Das Album Cover zieren zudem zwei Engelsflügel. Nina kaufte sich dieses und es wurde zu einem Wegbegleiter auf ihrer Reise durch die USA mit einer tiefen Verbindung zu ihrem little bro Kay.

Auf dem Rückflug von Los Angeles nach Frankfurt erreichten die beiden Mädchen nach dem Boarding ihre Sitzplätze. Den Sitzplatz von Nina zierte eine kleine Feder. Für sie ein weiteres Zeichen von Kays Anwesenheit.

Wenn ihr an mich denkt, seid nicht traurig,
sondern habt den Mut,
von mir zu erzählen und auch zu lachen.
Lasst mir einen Platz zwischen euch,
so wie ich ihn im Leben hatte.

Antoine de Saint-Exupéry

Am Seil entlang

... wird das Leben irgendwann wieder ‚normal'?

Nach einem halben Jahr hatte ich immer noch akute Schlafstörungen ohne Tiefschlafphasen. Alle dreißig Minuten wachte ich auf. In den ersten zwei Wochen nach dem Unfall unterstützten Schlaftabletten meine Ruhephasen. Aus einer Vorsichtsmaßnahme heraus setzte ich diese wieder ab, weil ich mich nicht daran gewöhnen wollte. Trotzdem war ich relativ fit und absolvierte ein enormes Arbeitspensum. Mir war damals nicht bewusst, dass traumatische Erlebnisse auch im Traum verarbeitet werden. Hierzu sind die verschiedenen Schlafphasen erforderlich, in denen wir bewusst und unbewusst träumen. Deshalb kann ich aus meinen damaligen Erfahrungen sagen, dass es enorm wichtig ist, ausreichende Erholung im Schlaf zu finden. Wenn das Schlafverhalten so gestört ist, wie es bei mir der Fall war und man keine Ruhe mehr findet, sollte man auf jeden Fall professionelle Hilfe in Anspruch nehmen. Es bieten sich homöopathische Mittel wie Globuli für den Schlaf, Bachblüten, Beruhigungstees oder leichte Schlafmittel an. Man sollte sich nicht scheuen, diese Möglichkeiten zu nutzen, damit ein totaler körperlicher und psychischer Zusammenbruch vermieden werden kann. Jeder Arzt oder Heilpraktiker kann die passenden Mittel verordnen.

Anfang September spürte ich eine schleichende Schwäche, die sich bis Mitte September zu einem kompletten Burn-out ausweitete. Es war beängstigend, wie sich bei der kleinsten Anstrengung Herzrasen und Magenkrämpfe einstellten. Vor allem beunruhigten mich die großen Gedächtnislücken. Ich wusste zum Teil nicht mehr, was ich kurze Zeit vorher besprochen, bzw. dass ich überhaupt etwas besprochen hatte. Wenn ich mich konzentrieren wollte, bekam ich so starke Kopfschmerzen, dass ich mich hinlegen musste. Dies war der Zeitpunkt für mich, dringend eine Auszeit zu nehmen und ich wurde in eine psychosomatische Klinik eingewiesen. Dort kam ich zunächst zur Ruhe und fühlte mich wie auf einer einsamen Insel. Ich konnte mich langsam erholen.

Ich lieh mir ein Buch über Trauerarbeit von meiner Tochter aus. In diesem Buch wurde die EMDR-Therapie (Eye Movement Desensitization and Reprocessing) erklärt. Diese Methode wurde von Francine Shapiro entdeckt. Sie bemerkte auf einem Spaziergang durch einen Park, dass sich belastende Gefühle und Gedanken, die sie bedrängten, plötzlich auflösten. Ihr wurde bewusst, dass sich in diesen Momenten ihre Augen automatisch schnell hin- und her bewegten. Die belastenden Gedanken verschwanden und ihre Gefühle verbesserten sich. Sie entwickelte diese Methode zunächst für sich selbst und später für ihre Patienten. Die Augenrotation wurde durchgeführt und gleichzeitig musste sich der Patient auf belastende Gedanken und Erlebnisse in seiner Vergangenheit konzentrieren. Diese Methode wurde weiterentwickelt und therapeutisch anerkannt. Sie wird auch für die Behandlung traumatisierter Menschen eingesetzt.

Für mich war es ein Glücksfall, dass genau meine behandelnde Ärztin diese Therapie anbot. In mehreren Sitzungen tasteten wir uns langsam an das Thema – Kays tödlicher Unfall – heran. Es war sehr schmerzhaft, mich nochmals in die schlimmste Situation meines Lebens hineinfühlen zu müssen. Trotzdem wollte ich diese Chance unbedingt nutzen. Als wir mit dem Tag des Unfalls begannen, musste ich zunächst einen negativen Satz in Gedanken formulieren. Das war wirklich nicht schwer! Natürlich war es negativ, dass mein Kind gestorben war. Dieser Satz lautete: *„Ich kann es nicht ertragen."*

In diesem Moment fühlte ich, wie mich der Schmerz und die Trauer wie eine Lawine überrollten. Es dauerte einige Minuten, bis ich mich etwas beruhigen konnte. Danach wurde die gleiche Situation mit einem positiven Satz belegt. Wie bitte, es gibt einen positiven Satz in diesem Drama? Ich hätte ihn nicht zu formulieren gewusst! Dieser Satz lautete: *„Ich lerne, damit zu leben!"*

Über die Augenrotation manifestierten sich diese Sätze in meinem Bewusstsein. Nach jeder Wiederholung fühlte es sich ein bisschen leichter an. Als wir den ersten Durchgang beendeten, legten wir eine kleine Pause ein. Anschließend begann es von vorn. Mit der Zeit veränderten sich die verschiedenen Gefühle der Trauer. Dreimal musste ich das Procedere von neuem wiederholen, bis sich die Trauer spürbar veränderte. Am Ende der Sitzung musste ich mich auf meinen Körper konzentrieren. Ich spürte meine Füße fest auf dem Boden und hatte das Gefühl, dass ich jetzt loslaufen kann. Nun konnte ich selbst einen positiven Satz formulieren. Ich spürte genau, wie Kay bei mir war und dass er mir den Auftrag gab, dass ich ab jetzt auf meine Füße stehen und in mein Leben gehen sollte. Ich sah ihn deutlich vor mir – entschlossen und liebevoll. Ich hörte ihn direkt sprechen: *„So Mom, du kannst das! Du warst immer stark und du schaffst das jetzt auch. Ich bin hier, in meinem Himmel, und du machst jetzt deine tolle Arbeit an deinem Platz. Ich vertraue dir und ich begleite dich. Versprochen!"* Diese besondere Kraft verspürte auch meine Ärztin und sie war sehr berührt, wie sich mein Kind auch in dieser Situation zeigte. Sie konnte bei mir diese körperliche und seelische Veränderung und Kraft direkt sehen. Ich war dankbar, dass ich gerade dieses Buch mitgenommen hatte, in welchem die EMDR-Therapie erwähnt wurde. Es war für mich eine Fügung von "*oben*". Dass meine Ärztin, als einzige in diesem Haus, diese Therapieform durchführen konnte, war ein besonderes Erlebnis.

Außerdem wurde diese Therapieform in der Klinik normalerweise gar nicht angewendet, weil zu wenig Zeit zur Verfügung stand. Aber genau in dieser Woche wurden meiner Ärztin „ausnahmsweise" weniger Patienten zugeteilt, sodass sie sich speziell um mich und meine Trauerverarbeitung kümmern konnte. Welches Geschenk des Himmels – DANKE Kayli – ich weiß, dass Du dafür gesorgt hast, dass genügend Zeit zur Verfügung stand.

Eine weitere Therapieform war das *„Kreative Schreiben"*. Eine wunderbare Möglichkeit, seine Gefühle und momentane Stimmung zu Papier zu bringen. Es wurde immer ein Thema vorgegeben, über das wir schreiben sollten. Oftmals war es ein Gedicht, eine Zeile aus einem Text oder auch nur ein Wort. Mit dieser Vorgabe sollte ein kurzer Text spontan und ohne viel nachzudenken aufgeschrieben werden. Grammatik und Rechtschreibung musste nicht beachtet werden. Ziel war es, intuitiv alles aufzuschreiben, was *„obenauf"* lag. Anschließend wurden die Texte in der Gruppe vorgelesen und besprochen. Mich beeindruckte die Achtsamkeit und Sensibilität der Patienten, wie auf die selbst verfassten Texte reagiert wurde. Ich konnte immer wertvolle Impulse und Anregungen sowie neue Erkenntnisse und Hinweise aus diesen Stunden mitnehmen. Es half mir, meine Trauer auszudrücken, meinen Schmerz anzunehmen und zu beweinen und nicht zu unterdrücken. Das war für mich sehr hilfreich.

Eine wunderbare Form, meine Gefühle auszudrücken, fand ich auch im *„Ausdrucksmalen"*. Eine gute Möglichkeit, mit Farben zu spielen. Zum Malen wurden Pinsel, Schwämme, Spachteln oder auch die Hände und Finger benutzt. Es ist beeindruckend, welche Gedanken und Gefühle sich bei dieser kreativen und meditativen Bildgestaltung entwickeln und lösen können.

In dieser Zeit konnte ich auch mit der *„Systemischen Therapie"* eine Aufstellung über unsere Familie durchführen. Diese ermöglichte mir, unsere Trauer aus einer anderen Perspektive zu sehen.

In systemischen Aufstellungen werden Stellvertreter aus der Gruppe z.B. für Familienmitglieder, Symptome, Gefühle etc. ausgewählt und aufgestellt. Die Stellvertreter fühlen sich in ihre jeweilige Position ein und beschreiben, wie es ihnen an diesem Platz ergeht. Die Angehörigen können mit ihrem Verstorbenen kommunizieren und alles, was es zu sagen gilt, aussprechen. Der Stellvertreter kann auf Fragen und Antworten reagieren. Dieses Verfahren bietet die Möglichkeit zu erfahren, wie es lieben Verstorbenen in der neuen Dimension geht. In Trauerritualen kann nochmals gezielt Abschied genommen werden.

In meiner Aufstellung bat ich Kays Stellvertreter aus der Gruppe der Teilnehmer, dessen Position einzunehmen. Es zeigte sich, dass Kay sich sehr um seine Schwestern sorgte, insbesondere um seine älteste Schwester Jenny. Sie hatte sich immer ein Stück weit für unsere Familie verantwortlich gefühlt. Nach Kays Unfall machte sie sich Vorwürfe, dass sie ihn im Augenblick des Unfalls nicht beschützt hatte. Sie wäre lieber für ihn gestorben, so sehr liebte sie ihren Bruder. Dass sie den Unfall nicht verhindern konnte und keine Schuld daran trug, dass Kay gestorben war, mussten wir Wochen vorher schon bei ihr auflösen.

Es war deutlich zu sehen, dass Kay sich zurückzog und distanzierte. Für ihn war wichtig, dass er sich auf seinem Platz wohlfühlte und seine Schwestern wieder in ihr Leben zurückfinden konnten. Sie sollten sich gegenseitig Halt geben. Das war sein Wunsch. Er war seinen Weg gegangen, gab aber klar zu verstehen, dass wir, seine Familie, eine neue und andere Aufgabe zu erfüllen haben. Er will, dass wir trotz dieser für uns schlimmsten Erfahrung unseres Lebens doch etwas Gutes daraus entstehen lassen.

Aus seinen Botschaften, die er uns aus seinem *„neuen Himmel"* schickt, können wir an andere Menschen, die sich auch in dieser Hilflosigkeit und Starre befinden, Impulse weitergeben.

Wir müssen von unseren lieben Verstorbenen nicht wirklich Abschied nehmen, sondern wir dürfen ihre neue Dimension in unser Leben integrieren. Wir erleben oft, dass uns nur ein *„Vorhang"* trennt. Der Himmel, wie wir ihn verstehen, ist nicht irgendwo, sondern ganz nah und verwoben mit der Liebe in unseren Herzen. Unsere Verstorbenen begleiten uns in unserem Leben und können uns in ihrem Weitblick unglaubliche und wertvolle Impulse zukommen lassen. Wir sehen unsere Aufgabe nach diesem schweren Verlust von Kay darin, dass wir Zeichen setzen und Mut fassen sollen, um wieder aufzustehen. Wir bekommen jegliche Unterstützung von ihm, damit wir unser Leben neu gestalten können. Es ist unser Wunsch, mit unseren Erlebnissen andere Menschen zu unterstützen, damit auch sie in ihr eigenes Leben zurückfinden.

Es ist mir bewusst, dass jeder Mensch anders in seiner Trauer reagiert, jeder seine eigene Geschichte mitbringt. Auch wenn es Parallelen gibt, ist nichts vergleichbar! Nicht einmal in der eigenen Familie gleicht sich die Trauer. Unsere Töchter erlebten den Verlust ihres Bruders anders als alle anderen Angehörigen. Wir Eltern trauerten um unser Kind, unseren Sohn. Männer und Frauen trauern meistens auch anders. Es ist völlig individuell. Es gibt keine Regeln und keine Vorlagen. Deshalb können unsere Erfahrungen in der Trauerverarbeitung auch nur Hinweise auf verschiedene Möglichkeiten sein.

Es ist gut, wenn Trauer angenommen werden kann. Obwohl es paradox klingt, führt sie ins Leben zurück, selbst wenn man keine Vorstellung davon hat, wie das gelingen soll. In der ersten Zeit fällt selbst ein Lächeln schwer – wie sollte Glück wieder erlebt und die Leere jemals ausgefüllt werden? Verlassenwerden ist schwer zu ertragen; das Liebste fehlt.

Im Prozess der Trauer können auch neue Strukturen entstehen. Vielleicht wartet schon lange etwas auf Veränderung? Uns verblüffte es, als in einer Therapiestunde die Frage gestellt wurde, für wen und was Kay Platz gemacht hat? Wir waren zunächst einmal nur sprachlos. Hier einen Sinn seines Todes zu erkennen ist uns noch nicht möglich. Doch irgendwann werden wir eine Antwort bekommen.

Wie lange ein Trauerprozess dauert, wird in den verschiedenen Büchern, die ich gelesen habe, sehr unterschiedlich angegeben. Je nach Todesursache, ob es ein Unfall, Suizid oder sogar Mord war, kann die Verarbeitung der Trauer viele Jahre dauern, um im eigenen, meist völlig veränderten Leben anzukommen. Psychologen geben eine Zeitspanne von bis zu zehn Jahren an. Ich nehme mir die Zeit, die ich benötige, mit meiner Trauer um mein Kind achtsam umzugehen und bestimme mein eigenes Tempo. Auch heute passiert es, dass ich plötzlich weine, weil mich etwas besonders an Kay erinnert. Dieser Schmerz darf und muss beweint werden. Mittlerweile lasse ich meine Tränen auch zu, ob die anderen in diesem Moment damit umgehen können oder nicht. Im Gegenzug dazu kann ich auch die wunderschönen Augenblicke in meinem Leben sehen und genießen.

Anfänglich überlagert Trauer den kompletten Alltag. Doch mit der Zeit finden auch andere Aspekte des Lebens ihren Platz und die Trauer nimmt ihren eigenen Raum ein. Es ist ein Irrtum zu glauben, dass ich nie mehr glücklich sein darf, weil ich mein Liebstes hergeben musste. Unsere Verstorbenen wollen uns nicht ständig traurig wissen und unterstützen uns nach ihren Möglichkeiten, damit wir Fuß fassen und unseren Weg im Leben gehen können.

Es war für mich ein wichtiger Lernprozess NEIN zu sagen, wenn ich spürte, dass mich die eine oder andere Situation überforderte. Ich weiß jetzt, dass ich nichts aushalten muss, was andere von mir erwarten. Es ist wichtig, dass ich ehrlich ausdrücke, wie ich mich fühle. Nicht immer zusammenreißen, um es anderen leicht zu machen oder ihnen einen Gefallen zu erweisen. Ich hatte mir auch einen Satz aufgeschrieben und auf den Schreibtisch gelegt: Ich entscheide, wer meine Trauer sehen darf!

Auch das half mir, mich nicht in Situationen zu bringen, in denen ich das hilflose Opfer war. Ich konnte die Entscheidung treffe, ob etwas gut für mich ist oder nicht. Ich war dankbar, dass ich nicht mehr völlig unerwartet in die Opferrolle rutschte. Ich konnte die Tiefs, die trotzdem überraschend kamen, besser steuern.

Vielleicht ist es für manchen Betroffenen hilfreich, die Trauer in der ersten Zeit nicht aktiv anzunehmen und zu erleben. Jedoch kann auf Dauer nicht gelebte Trauer zu Depressionen führen.

Wir erlebten, dass die Trauer sich unangekündigt zeigte. Hierzu gab es verschiedene Auslöser. Es konnte ein Lied sein, Gerüche oder Gesten, die uns an Kay erinnerten. Die Phasen wurden weniger und doch kann auch heute eine Erinnerung von einem Moment zum nächsten einen heftigen Tränenausbruch hervorrufen. Es erschreckt uns aber nicht mehr so sehr. Mit der Zeit lernten wir, die schönen Momente in unserem Leben wieder zuzulassen und zu genießen. Alles gehört zusammen – wie Ebbe und Flut, Tag und Nacht, Himmel und Erde. Wir haben es geschafft, und das muss man wirklich so sagen, dieses erste Jahr zu überleben.

In unseren Gesprächen stellten wir fest, dass wir ähnlich dachten. Eines Tages war ich mit dem Auto unterwegs und fuhr an der Unfallstelle vorbei. Ich wünschte mir in diesem Moment, dass auch ich tot und bei meinem Kind sein kann. Diese Gedanken beschäftigten mich in dieser Zeit mehrmals. Eines Tages wurde mir meine Sehnsucht nach dem Tod bewusst. Ich erschrak, weil ich in diesem Moment einzig nur an mich und nicht an meine Familie dachte. Wie würde es ihnen ergehen, wenn ich jetzt auch plötzlich tot wäre? Dieser Gedanke erschreckte mich selbst und war sehr heilsam für mich. Ich wusste, dass dies mit Sicherheit nicht der richtige Weg für mich war, eher eine Flucht. Ich musste wieder ins Leben zurück!

Ich wollte als Mutter für meine Kinder da sein und schauen, dass wir alle eine neue Lebensqualität finden. Nur so konnten wir weiter leben. Ich war dankbar, dass wir alle in die gleiche Richtung dachten und Verantwortung übernahmen. Keiner wollte unserer Familie bewusst noch größeres Leid zufügen. Meine Töchter erzählten, dass sie sich nach dem Sinn des Lebens fragten. Alle Pläne und Vorhaben werden sie zukünftig immer ohne ihren geliebten *„Bro Kay"* erleben. Ihnen wurde ihre gemeinsame Zukunft genommen. Dieser Gedanke raubte ihnen die Freude auf Kommendes. In der Trauer und Sehnsucht nach ihrem Bruder sahen auch sie die Möglichkeit, ihm in den Tod nachzufolgen. Gott sei Dank entschieden sie sich aber bewusst für das Weiterleben! Erst ein Jahr später, nachdem wir unsere verschiedenen Trauerphasen durchlebten, fand ich auch die Erklärung zu dieser *„Todessehnsucht"*.

Sie findet in der dritten Phase der Trauerverarbeitung statt – dem Suchen und Sich-Trennen.[8]

In dieser Zeit befasst man sich intensiv mit Gewohnheiten des Verstorbenen. Gemeinsame Erlebnissen werden gesammelt, damit diese nicht in Vergessenheit geraten. In der Verbindung zu unseren Verstorbenen sprechen wir mit ihnen und es finden intensive Begegnungen statt. In dieser Zeit, in der Schmerz über den Verlust und Freude über das Finden ständig im Wechsel stehen, kommt der Zeitpunkt, in dem der Trauernde eine Entscheidung trifft. Entweder verharrt er in der Trauer oder er wagt sich in ein neues und eigenes Leben. Dieser Prozess ist oft schmerzhaft und kann diese Sehnsucht nach dem eigenen Tod in uns auslösen. Ich verstand nun, dass meine Töchter und ich in die gleiche Richtung fühlten. Nach unseren eigenen Erfahrungen, die wir in diesen zwei Jahren machen konnten, kann ich nur empfehlen, für die Trauerverarbeitung professionelle Hilfe in Anspruch zu nehmen. Diese kann in unterschiedlichsten Formen gefunden werden. Verschiedene Möglichkeiten der psychologischen Beratung; Gespräche in bestimmten Trauereinrichtungen; Trauergruppen, die sich regelmäßig treffen etc. Adressen sind im Internet, bei Bestattern und auf Friedhöfen zu finden.

[8] Sh. Literatur: Trauern - Phasen und Chancen des psychischen Prozesses von Verena Kast

In der Entstehungsphase dieses Buchs fiel mir eines Morgens eine Traueranzeige von einer Gruppe trauernder Eltern in unserer Tageszeitung auf. Die Überschrift lautete:

Unseren Kindern zur Erinnerung

25 Namen der Kinder waren mit Geburts- und Sterbedatum zu lesen und unter den Namen stand folgendes:

Erst haben wir nicht geglaubt,
dass wir den Tod unserer Kinder überleben.
Dann haben wir andere Mütter
mit dem gleichen Schicksal kennengelernt.
Eine Strecke dieses schweren Weges gemeinsam zu gehen,
gab uns den Mut zum Weiterleben.
Heute schauen wir noch einmal auf diese Zeit zurück
und sind dankbar, dass wir uns hatten.

„Man bleibt derselbe Mensch –
und ist doch ein anderer geworden".
Guido Westerwelle

Diese Anzeige berührte mich sehr. Genauso erlebten wir den Tod von Kay und zunächst überlebten wir. Und je mehr Menschen wir mit dem gleichen Schicksal trafen, umso mehr ermutigte es uns, trotz allem ins eigene Leben zurückzukehren. Gemeinsam eine Strecke zu gehen, kann sehr unterstützen und motivieren.

Eine liebe Freundin, deren Mann plötzlich verstarb, fand nach einigen Monaten Hilfe in einer Trauergruppe. Ein Jahr später konnte sie mit mehreren Frauen, die auch in dieser Gruppe waren, kleine gemeinsame Unternehmungen starten. Anschließend planten sie eine kleine Reise. Durch diese gemeinsame Trauerverarbeitung und Unterstützung entwickelten sich Freundschaften. Nach drei Jahren kann sie nun schon anderen Frauen, die sich in dieser ersten Hilflosigkeit und Starre der Trauer befinden, unterstützen und zur Seite stehen. Sie hat ihr Schicksal angenommen und einen Weg gefunden, ohne ihren Mann, den sie trotzdem sehr vermisst, ihr Leben neu zu gestalten.

Und scheide ich von dir,
so lasse ich dir mein Herz zurück.

Guillaume de Machault

Weihnachten

... das Fest der Liebe – ohne irdische Grenzen?

Jetzt waren wir im Dezember angekommen. Mit unserer Trauer, unseren Erinnerungen und unseren Anstrengungen, immer mehr Alltag in unser Leben zu bringen. Dieser Alltag bedeutete für uns nicht, Kays Tod als gegeben hinzunehmen und zu versuchen, so gut wie möglich ohne ihn zu überleben; sondern seine Anwesenheit immer deutlicher wahrzunehmen. Unsere Sehnsucht nach ihm bleibt und wird immer größer, weil wir hier auf der Erde zurückgeblieben sind. Die spürbare Berührung mit unserem Kayli vermissen wir.

Deshalb fiel es uns auch sehr schwer, unser Weihnachtsfest zu planen. Natürlich gab es die Möglichkeit, die Koffer zu packen und das Weihnachtsfest einmal völlig anders zu begehen. Irgendwo in der Karibik, in Australien bei Freunden, fernab von Kerzenschein, Tannenduft, Weihnachtsliedern und Weihnachtsstimmung. Keinen geschmückten Baum – einfach nichts, das uns an Weihnachten erinnert hätte.

Aber wie wir unseren Kay kannten, wäre genau das nicht in seinem Sinne gewesen. Es war mit Sicherheit sein Wunsch, dass wir alle, die ganze Familie, an Weihnachten zusammen sind, denn er wollte aus seiner „*Dimension*" auch bei uns sein und mit uns allen das Weihnachtsfest feiern. Dies teilte er mir kurz vorher mit, als ich eine „*Botschaft*" schrieb. Er meinte: „*Mom, lass uns an Heilig Abend skypen, wie wir damals mit Nina an Weihnachten geskypt haben, als sie in Australien war."* Und ich wusste, dass diese *„Skype-Linie in den Himmel"* zu meinem Kind, gerade an Weihnachten, als ein Geschenk für uns alle, auch möglich war.

Also begannen wir uns Gedanken zu machen, was Kay gefallen hätte und wie wir zusammen feiern wollten. Dass wir kein Fondue mit Aioli (Knoblauchsoße - das war seine absolute Lieblingssoße) machen würden, war sofort klar, uns wäre der Bissen im Hals stecken geblieben. Die Trauer um ihn wäre unerträglich gewesen.

In diesem Jahr stellten wir das erste Mal keinen Weihnachtsbaum auf. Bisher war ein Baum für uns immer wichtig gewesen. Die Kinder halfen auch immer mit, ihn zu schmücken. Es bedeutete ein Stückchen Vorfreude auf Weihnachten. Die Spannung stieg, was das *„Christkind"* wohl für Geschenke bringen würde? Obwohl sie wussten, dass die Geschenke von den Eltern waren und sie selbst auch Geschenke machten, war es ein wunderschöner nostalgischer Gedanke an das Christkind, den wir gerne weiterpflegten. Das Weihnachtsglöckchen gehörte auch immer dazu, das klingelte, wenn die Geschenke unter dem Weihnachtsbaum lagen.

Ich schmückte das Wohnzimmer weihnachtlich; Geschenke wollten wir uns gegenseitig keine machen. Irgendwie konnten und durften wir Weihnachten im Vorfeld nicht zu nah an uns heranlassen. Die vorausgehende Adventszeit war schon eine große Herausforderung.

Jenny und Nina hatten auch im Vorjahr besondere wunderschöne Erlebnisse mit Kay, als sie gemeinsam beim Weihnachts-shoppen waren. Sie konnten sich an jeden einzelnen seiner witzigen Kommentare sowie an seine Komik und seine liebevollen Gesten erinnern. An seine Wünsche, seine Träume, seine Pläne. Wenn sie in diesem Jahr nur einen Laden betraten, in dem gerade Musik gespielt wurde, die sie vorher mit ihm hörten, mussten sie fluchtartig das Geschäft verlassen, um den Tränen freien Lauf zu lassen. Es war unvorhersehbar, wann die Erinnerungen kamen, die Trauer unbarmherzig zupackte, uns die Luft abstellte und wir plötzlich in einem Meer von Tränen hilflos untertauchten. Unsere wundervollen Erinnerungen an Kay konnten immer ein Lächeln, Heiterkeit, haltloses Lachen oder hilflose Tränen auslösen. Je nachdem, wie sehr wir ihn in diesen Momenten vermissten.

Wir mussten unser Weihnachten 2014 völlig anders gestalten als all die Jahre zuvor. Und doch durfte es ein liebevolles und stilles Weihnachtsfest werden.

Dieses Jahr wurde am 24. Dezember, Heilig Abend, nicht im Esszimmer gegessen, sondern in unserer weihnachtlich geschmückten Wohnküche. Wir hatten genügend Platz für sechs Personen, denn Marcel sollte auch bei uns sein. Es war im Vorjahr Kays Wunsch, dass Marcel mit uns Weihnachten feiern konnte. Nun war es für uns wie ein Vermächtnis von Kay, dass Marcel ab sofort dabei sein sollte.

Die fehlenden Weihnachtsgeschenke wollten wir mit unserem liebevollen Zusammensein ausgleichen. Andreas hatte sich jedoch still und heimlich die alten Fotobücher genommen und viele Bilder eingescannt, um uns allen daraus wunderschöne Fotobücher zu erstellen. Das war eine wundervolle Überraschung und für uns alle ein besonderes Weihnachtsgeschenk – liebevoll, freudig und doch wieder so schmerzvoll. Gemeinsam schauten wir die Bilder an, wunderschöne Erinnerungen wurden geweckt. Wir lachten und weinten viel und erzählten uns gegenseitig, was uns gerade zu diesen Bildern einfiel. Ein Bild erinnerte uns an eine niedliche Episode, als Kay gerade einmal zweieinhalb Jahre alt war.

Wir waren im Urlaub im Bayrischen Wald und vor dem Hotel stand eine alte Pferdekutsche. Vor uns lief ein Mann, der sich plötzlich bückte, um seinen Schnürsenkel am Schuh zu binden. In diesem Moment war Kay auf der gleichen Höhe wie dieser Mann und er klatschte ihm mit seiner kleinen Hand auf den Po. Der Mann drehte sich verdutzt um und Kay strahlte ihn an. Der Mann musste schallend lachen, als er diesen kleinen Dreikäsehoch sah, der ihm gerade eine auf den Hintern geklatscht hatte. Ich selbst entschuldigte mich lachend bei ihm. Diese Situation war so witzig, dass keiner diesem kleinen Kerlchen böse sein konnte.

Es war immer witzig, wenn sich unser kleiner *„Mann"* mit seinen drei Jahren entrüstet wehrte, immer wegen den *„Weiberns"* (also seinen Schwestern) so früh (acht Uhr abends) ins Bett zu müssen. Er wäre schließlich noch nicht müde. Darüber haben wir oft gelacht. So auch an diesem Tag.

Wir erinnerten uns auch daran, dass er oftmals seinen Vater mit *„Jesus, Maria und Josef"* nachahmte. Kay sagte immer: *„Jesses, Maria und Jofes"*. Dieses *„Jofes"* hatte er sich so eingeprägt, dass er selbst als erwachsener Mann Probleme hatte, Josef richtig auszusprechen. Kay hatte dafür gesorgt, dass wir trotz unserer Trauer um ihn auch an diesem 24. Dezember herzhaft lachten und es ein sehr gemütlicher Mittag wurde. In der Dämmerung fuhren wir zu den Gräbern von Kay und Marcels Schwester Laura.

Wir kauften eine kleine Laterne, die wir auf das Grab stellen wollten, damit immer ein Licht in dieser dunklen Zeit leuchtete. Seine Schwesterherzen hatten ihm für das Grab einen wunderschönen Engel mit einer Plakette, die Nina extra anfertigen ließ, gekauft.

Love never ends. United always and forever.
Deine Schwesterherzen
(Liebe endet nie. Vereint für immer und ewig.)

Sein Grab liebevoll zu schmücken, ist das einzige, was wir noch tun können – als sichtbares Zeichen unserer Liebe. Wir zündeten die Kerzen an, die das Grab in ein sanftes Licht einhüllten und den Engel beleuchteten, der unter seinen Flügeln geborgen war. Unser besonderer Wunsch für Kay:

„Liebling, sei geborgen in der Hand Gottes."

Nun fuhren wir zu Marcels Schwester Laura. Die Kleine war, wie erwähnt, 2007 im Alter von zweieinhalb Jahren von einem Auto überrollt worden. Sie starb im Krankenhaus an den Folgen ihrer schweren Kopfverletzungen. Auch hier zündeten wir eine kleine Kerze an, standen in stillen und liebevollen Gedanken an diesen kleinen Sonnenschein am Grab und beteten auch hier für die ganze Familie, damit sie Weihnachten in Frieden erleben konnten.

Als wir nach Hause kamen, war es dunkel und wir zündeten die Kerzen an. Wir setzten uns an den Tisch, um zu essen. Dieses Mal gab es einen Braten. Es erscheint unglaublich, aber wir wissen alle nicht mehr, was wir genau gegessen haben. Es war nebensächlich für uns geworden. Essen war eine *„Überlebensmaßnahme"*. An ein bewusst genussvolles Essen konnten wir uns in diesem Jahr nicht erinnern. Wir saßen gemütlich zusammen und sprachen über unsere Erlebnisse und Wahrnehmungen, unsere Gefühle und Gedanken an diesem Tag. Marcel erzählte ein wenig über seine kleine Schwester Laura, die so früh die Erde verlassen hatte. Wir wollten zum Ausklang des Abends gemeinsam einen der Lieblingsfilme von Kay *(„Hangover“)* anschauen. Wir freuten uns schon darauf, weil wir alle zusammen herzhaft lachen konnten. Kay hatte ihn mehrmals angeschaut und da er einige Passagen aus dem Film pantomimisch nachspielte, erkannten wir sofort seine *„Lieblingsszenen“*. Nina erinnerte mich daran, dass Kay wollte, dass ich noch mit ihm *„skype“*. Nach anfänglicher Scheu setzte ich mich an meinen Computer und begann zu schreiben.

Kay war in einer großen Freude, dass ich mich mit ihm an diesem Abend in dieser besonderen Ebene treffen konnte und er erzählte viel von *„seinen Erlebnissen in der neuen Dimension“*. Es war unendlich liebevoll. Er schenkte uns so viel Freude, Frieden und Liebe. Als ich das Geschriebene anschließend vorlas, waren wir alle sehr dankbar, dass ich dem Impuls gefolgt war, an diesem Abend mit ihm zu *„skypen“*.

Dieser Heilige Abend wurde trotz allem ein besonderer Tag. Wir erlebten freudige, schmerzvolle, liebevolle, traurige, tröstliche und hoffnungsvolle Momente – ein Wechselbad der Gefühle.

Kays Tod hat uns in unserer Dankbarkeit über unseren christlichen Glauben bestärkt. An ein Weiterleben nach dem Tod zu glauben, hilft uns, den Verlust um ihn ertragen zu können. Zu glauben, dass der Tod das endgültige Ende ist, wäre für uns unerträglich.

Die Meinungen und Vorstellungen der Dimension des Himmels gehen weit auseinander und sind unterschiedlich und individuell. Das darf so sein. Selbst innerhalb unserer konfessionell geprägten Familie, dürfen diese Unterschiede gelebt werden. Wichtig ist für jeden Einzelnen von uns, dass aus dem plötzlichen Tod von Kay für uns alle etwas Neues und Wertvolles entstehen kann. Mit seinen Zeichen und Hinweisen, seinen Impulsen und seiner Weitsicht kann er uns eine völlig neue Sichtweise auf viele Aspekte in unsere Vorstellungen vom Tod und Weiterleben geben. Ich bin immer bereit, diese Impulse anzunehmen und umzusetzen.

Wichteln

Der erste Weihnachtsfeiertag wird seit vielen Jahren immer im Kreis meiner Familie mit Großeltern, allen Geschwistern sowie Verwandten, die dabei sein wollten, gefeiert. Somit sind wir immer mehr als zwanzig Personen. In diesem Rahmen jedem ein Geschenk zu machen, wurde zu viel. Aus diesem Grund entschieden wir uns im Jahr 2011 dazu, künftig zu *„wichteln"*.[9]

Im Oktober bereiteten unsere Kinder und Nichten Lose vor. Auf einer Geburtstagsfeier, zu der die ganze Familie gekommen war, wurden die Namen aus einem Säckchen gezogen. Jeder hatte genügend Zeit, sich Gedanken zu machen, was er seinem *„Wichtel"* gerne schenken wollte. Der Betrag sollte sich in einem Rahmen von fünf bis zwanzig Euro bewegen. Es war immer schön zu sehen, wie sich alle viel Mühe gaben, dem anderen etwas Schönes zu schenken.

Kay hatte zweimal witzige Ideen, die zunächst Erstaunen, dann eine Lachsalve und anschließend Freude über das richtige Geschenk auslösten.

Seiner Tante Neli schenkte er eine DVD. Diesen Film wünschte sie sich schon viele Jahre. Zuerst kaufte er aber noch ein Klobürsten-Set, das er von Nina kunstvoll verpacken ließ. Conny war begeistert von dieser Verpackung und entfernte vorsichtig

[9] Dies bedeutet, dass jeder ein mit Namen beschriftetes Los zieht. Diese Person wird dann zu Weihnachten beschenkt.

das Papier von ihrem Geschenk. Nina stand schon mit der Kamera bereit, um ihren erstaunten Gesichtsausdruck zu fotografieren, wenn sie die Klobürste sah. Und genau so war es auch. Fassungslos schaute sie auf ihren Weihnachts-Wichtel und sie konnte ihre Gesichtszüge nicht kontrollieren. Diejenigen, die um sie herum saßen, fielen fast vom Stuhl vor Lachen. Conny lachte notgedrungen mit, bis Kay ihr freudestrahlend ihren richtigen Wichtel überreichte. Da war die Freude groß und wir lachten noch tagelang über diesen entsetzten Blick.

Ein Jahr später war seine Tante Martina an der Reihe. Martina hörte im Auto oder im Urlaub gerne Hörbücher und er kaufte für sie ein Hörbuch, über das sie sich sehr freute. Sie hatte sich im Sommer an einer Yucca Palme am Auge verletzt und es heilte nur langsam. Kay hatte in seinem Betrieb immer eine Schweißbrille getragen, wenn er etwas löten musste. Zuerst bekam sie eine weihnachtlich verpackte Schweißbrille (dasselbe Modell, das er beim Löten trug) überreicht. Sie war nicht so entsetzt wie Tante Neli. Sie schaute jedoch auch erstaunt und freute sich über ihre vermutete *„3D-Brille"*. Als Kay ihr erklärte, dass diese *„Schweißbrille"* zum Schutz ihrer Augen gedacht sei, wenn sie auf ihrem Balkon die Blumen gießt, war auch da das Gelächter groß. Kay hatte die Lacher wieder einmal auf seiner Seite. Anschließend überreichte er ihr das Hörbuch.

Kay sorgte immer für Heiterkeit und jeder freute sich, wenn er seinem Ideen-Reichtum freien Lauf ließ.

Wenn wir nun zurückschauen, hatte das letzte gemeinsame Weihnachtsfest 2013 eine besondere Bedeutung für uns alle. Erstens war es für Kay das letzte Mal, dass wir gemeinsam auf der Erde Weihnachten feierten und der zweite Grund ist, dass Kay meinen Bruder Andreas zum *„Wichteln"* gezogen hatte. Kay machte sich viele Gedanken, wie er seinem Onkel eine besondere Freude bereiten könnte. Schließlich ging er in ein spezielles Teegeschäft und suchte exklusive Sorten aus, da Andreas ein großer Liebhaber von besonderem Tee war. Er ließ es geschmackvoll einpacken und Andreas freute sich riesig über sein Geschenk. An diesem Weihnachtsabend saßen Andreas und Kay immer wieder zusammen und unterhielten sich angeregt und liebevoll. Einige Bilder zeigen diese besondere Verbindung der beiden an diesem Abend.

Ich erzähle das deshalb so genau, weil mein Bruder Andreas am Weihnachtsfest 2014 unter unerträglichen Schmerzen litt. Er hangelte sich mit Schmerztabletten über die Feiertage und musste Anfang Januar 2015 zu Untersuchungen ins Krankenhaus. Dort wurde eine Krebserkrankung festgestellt, die diese unerträglichen Schmerzen hervorrief. Leider war die Erkrankung zu weit fortgeschritten, sodass die eingeleiteten Therapien keine Heilung mehr brachten.

Am 13. November 2015 folgte er Kay in den Himmel.

Für den 25. Dezember 2014 fanden wir einen Kompromiss, diesen ersten Weihnachtsfeiertag gemeinsam mit unserer Großfamilie feiern zu können. Kay fehlte allen und niemand konnte sich eine Feier ohne ihn vorstellen. Deshalb beteiligte sich unsere kleine Familie in diesem Jahr nicht am *„Wichteln"*. Es war unmöglich, uns in Fröhlichkeit und Achtsamkeit auf andere zu konzentrieren. Das Schenken wurde auf Heilig Abend gelegt. Jede Familie feierte für sich zu Hause und konnte nach ihren eigenen Vorstellungen diesen Tag gestalten.

Für unsere gemeinsame Feier am ersten Weihnachtsfeiertag dachten sich unsere Kinder, zusammen mit ihrer Cousine Katja und ihrem Mann Jochen, etwas Schönes aus.

Der Arbeitskollege meines Neffen Alexander hatte einen Flammkuchen-Ofen zur Verfügung gestellt und es gab an diesem Abend Flammkuchen und Feuerzangenbowle. So etwas hatten wir noch nie gemacht und es half uns zusammen zu sein, ohne in der Trauer unterzutauchen. Obwohl in der Erinnerung an Kay trotzdem manche Träne floss, war es für uns alle schön, dass wir gemeinsam lachen und fröhlich sein konnten. Es wurden immer wieder kleine Anekdoten erzählt, überall war Kays Anwesenheit zu spüren und wir erlebten gemeinsam einen wunderschönen Abend in unserer Großfamilie. Es war für uns eine neue Erfahrung, diese gefühlvollen Weihnachtstage zusammen in Achtsamkeit zu erleben und Kay – auf der anderen Seite des Vorhangs – intensiv zu spüren. Eine wichtige Hürde war geschafft.

Die meisten Trauernden empfinden Weihnachten als eine sehr emotionale und traurige Zeit. Ruhe und Besinnlichkeit prägen in der Regel das Fest der Liebe und dadurch werden unsere Lieben in der jenseitigen Welt auch besonders vermisst. Wir waren dankbar, dass uns unsere Familie auch hier wieder besonders zur Seite stand und uns unterstützte.

... wir hatten das Gefühl, langsam den Abgrund überwunden zu haben und dass wir an dem gespannten Seil endlich den neuen Bergpfad erreichten. Ein völlig unbekannter Weg, der aber doch die Sicherheit gab, endlich festen Boden unter den Füßen zu spüren. Wir hatten einen großen Meilenstein erreicht.

Das Fenster zum Himmel
ist die Liebe.
Unbekannt

Silvester

... ein Tag wie jeder andere?

JA und NEIN.
Für uns hatte der 31. Dezember ein besonderes Gepräge. Der letzte Tag des Jahres 2014, in dem unser Kay tödlich verunglückte. Wir konnten es nicht beschreiben, aber am liebsten hätten wir die Zeit angehalten, um nicht den Schritt in das nächste Jahr tun zu müssen. Ein erneuter Abschied und der Schritt in einen neuen Zeitabschnitt – in *„das Jahr danach"*. Schon morgens konnten wir feststellen, wie ständig die Tränen liefen.

Heute erinnerten wir uns noch an Silvester 2013, als Kay den Abend mitplante. Auch damals hatte er alle Freunde eingeladen, die den Abend ansonsten alleine verbracht hätten und alleine gewesen wären. Natürlich wurde auch hier immer traditionell Fondue gegessen und ich musste große Schüsseln mit seiner geliebten *„Aioli"* – Knoblauchsoße – selbst herstellen. Dann war für ihn ein Abend mit gutem Gelingen vorprogrammiert.

Unsere Kinder lehnten alle Einladungen ab, sie konnten diesen Abend nicht wie sonst ausgelassen feiern. Wir vermissten Kay so sehr und deshalb fehlte ihnen die Freude und die Motivation, einen schönen gemeinsamen Abend mit Freunden zu erleben.

Also beschlossen wir, diesen Abend in unserer kleinen Familie zu *„feiern"* und ein kleines Abendessen zu kreieren. KEIN Fondue! Wir wollten das Jahr, das uns wie in einem Schleudergang der Waschmaschine mit 1600 Umdrehungen durch die Tage, Wochen und Monate bis zum 31. Dezember katapultiert hatte, liebevoll gemeinsam in der Stille beenden. Nichts war mehr, wie es vorher gewesen war, alles musste neu ertastet, erfühlt und ausprobiert werden. Wir hatten nun gemeinsam viele Etappen bewältigt. Wir erlebten immer wieder Momente, in denen uns der Boden unter den Füßen völlig wegbrach und die uns das Gefühl vermittelten, nie wirklich anzukommen – wo auch immer das sein konnte. Wir fühlten diesen Trennungsschmerz, der so entsetzlich wehtat, uns die Luft abschnürte und uns das Gefühl gab, schwach und völlig hilflos zu sein.

Und doch kamen auch diese kraftvollen Momente, die uns Mut machten, dass wir eines Tages auch die Sonne wieder genauso schön strahlen sehen werden, wie wir sie schon gesehen haben, als Kay noch sichtbar und fühlbar bei uns war.

Nun hatte auch diese besondere Zeit begonnen, die mir erst heute bewusst ist. In meinem Ratgeber für Trauerverarbeitung habe ich gelesen, dass es möglich ist, dass ca. neun Monate nach dem Todestag die Trauer heftiger zu spüren ist und sie wellenartig überschwappt. Ich hatte das den besonderen Weihnachtstagen und Silvester zugeordnet, was mit Sicherheit auch eine Rolle spielt. Trotzdem möchte ich für alle, die auch im ersten Trauerjahr ums „Überleben" kämpfen, diesen besonderen Zeitabschnitt erwähnen. Keine Panik, dass wieder alles von vorn beginnt. Wir sind so weit gekommen auf unserem Weg, und es geht weiter. Wir müssen uns nur selbst diese Zeit einräumen, um neue Kräfte zu sammeln.

Eine liebe Freundin hatte für ihre Mutter, die früh verstorben war, und für Kay zwei Raketen gekauft. Sie schrieb uns, dass sie diese um Mitternacht in den Himmel schießen wird, damit die beiden spüren konnten, wie sehr wir sie lieben. Ihre Mutter hatte Kay schon seit seinem ersten Lebensjahr immer die Haare geschnitten.

Dieser Gedanke war wunderschön und tröstlich für uns und gab uns Mut, vielleicht im nächsten Jahr, trotz allem, auch Raketen zu kaufen und sie in genau diesem Gedanken in den Himmel zu schießen.

Wer weiß?

Wir erlebten einen friedvollen Abend, die Kinder kochten lecker. Sie überraschten uns mit Garnelenspießen in einer leckeren Kürbiscremesuppe und weiteren Köstlichkeiten.

Doch die Anspannung des Tages machte sich bei uns bemerkbar und wir konnten nicht, wie sonst, den Jahreswechsel mitverfolgen und die Raketen anschauen, die das neue Jahr begrüßten. Dazu reichte unsere Kraft an diesem Abend nicht und meine Töchter und ich gingen deshalb schon vor Mitternacht ins Bett.

Andreas schaute sich mit Mario und seinem Bruder Rainer das Feuerwerk an. Sie trafen viele Bekannte auf der Straße, tranken mit ihnen ein Gläschen Sekt und prosteten sich auf das neue Jahr 2015 zu. Keiner von uns ahnte, dass wir meinen jüngsten Bruder Andreas in diesem neuen Jahr ebenfalls verlieren sollten.

Wenn Du bei Nacht in den Himmel schaust,
wird es Dir sein, als leuchten alle Sterne,
weil ich auf einem von ihnen wohne,
weil ich auf einem von ihnen lache.
Du allein wirst Sterne haben,
die lachen können.
Und wenn Du Dich getröstet hast,
wirst Du froh sein, mich gekannt zu haben.

Antoine de Saint-Exupéry

Noch mehr Wunder

... Einbildung oder Geschenke des Himmels?

Immer wieder zeigte sich Kay auf unterschiedliche und besondere Weise und wir konnten anschließend tief dankbar und unendlich glücklich über diese Erlebnisse berichten.

Andreas erlebte im Winter ein besonderes Wunder mit Kay.

Er parkte sein Auto in der Stadt auf einer stark befahrenen Straße in einer Parkbucht. Er löste einen Parkschein und legte ihn auf die Autoarmatur, verschloss das Auto und ging in einen Laden. Nach ungefähr dreißig Minuten kam er zurück und da sah er, dass die Scheinwerfer am Auto an waren. Das verwunderte ihn sehr, da das normalerweise nur möglich ist, wenn sich der Schlüssel im Fahrzeug befindet, den hatte er aber in seiner Tasche. Als er näher an das Auto kam, hörte er sogar den Motor laufen. Das Auto war nach wie vor verschlossen! Als er die Autotür öffnete, war der Innenraum schön warm, obwohl es aus technischer Sicht unmöglich ist, dass sich das Auto von alleine starten kann, der Motor läuft und die Scheinwerfer strahlen. Aus technischer Sicht! Andreas war völlig überrascht, setzte sich in das Auto und sagte zu Kay, den er zwar nicht sehen, aber in diesem Moment spüren konnte: Also „*Kayinger*", (Andreas hatte Kay oftmals so genannt) willst Du jetzt auch noch fahren? Das Auto war 2013 das Wunschauto von Kay gewesen.

Einige Wochen später ging ich im Dezember abends mit dem Hund eines Freundes spazieren. Die Straße führte an einem großen Feld entlang. Auf der anderen Straßenseite gab es ebenfalls nur Wiesen und Wald. Plötzlich war ich eingehüllt in eine Parfümwolke. Es war das Parfüm von Kay! Ich war verwundert. Vor mir ging niemand und ich drehte mich um, ob hinter mir jemand kam, der dieses Parfüm an sich hatte. Aber ich stand völlig alleine mit dem Hund auf der Straße. Nach ungefähr einer Minute war der Duft verflogen. Ich lief weiter und als ich später an dieselbe Stelle zurückkam, war nichts mehr zu riechen. Jedes Mal, wenn ich dort laufe, achte ich besonders darauf – doch dieser Duft ist nicht mehr wahrzunehmen.

Pascal Voggenhuber, Schriftsteller und Medium[10] , beschreibt dieses Phänomen in seinem Buch[11], wie manche Menschen tatsächlich solche Gerüche wahrnehmen können.

Es wird berichtet, dass Pater Pio, ein heiliggesprochener Priester in Italien, der viele Menschen heilte, sich immer in verschiedenen Düften zeigen konnte, hauptsächlich aber im Rosenduft.

Bruno, ein lieber Freund, erzählte mir, dass seine Mutter oft an Wallfahrten teilnahm. Unter anderem besuchte sie das Grab von Pater Pio und konnte dort diesen Rosenduft wahrnehmen. Als sie wieder zu Hause war und sie Besuch von Verwandten hatte, erzählte sie von ihrem Erlebnis am Grab von Pater Pio. In diesem Moment konnten alle Anwesenden deutlich Rosenduft wahrnehmen, obwohl nirgends eine Rose zu sehen war. Auch da hatte sich der Pater gezeigt.

Bei der Beerdigung des Schwiegervaters von Bruno liefen die Angehörigen auf dem Friedhof hinter dem Sarg her und plötzlich konnte er den Rosenduft wahrnehmen. Er sagte zu seiner Schwiegermutter, dass der Papa nun im Himmel angekommen ist.

[10] Medium ist eine Person, die Botschaften von übernatürlichen Wesen wie Engeln, Geistern oder Verstorbenen empfangen kann.

Und gerade als ich diese Begebenheit über Pater Pio und die Erlebnisse mit diesem Rosenduft schreibe, fällt mein Blick auf meine Digitaluhr und der Sekundenzeiger springt auf die Uhrzeit: 18.18.Uhr und 18 Sekunden. Zufall?

Brunos Vater verstarb jung, der Sohn war erst sechs Jahre alt. Oftmals saß der Kleine auf dem Dachboden, holte sich den Strohhut von seinem Papa und roch an ihm – dadurch hatte er immer das Gefühl, dass sein Papa bei ihm war.

Er konnte mit seiner Mutter auf einer Pilgerfahrt ein Foto aufnehmen – damals noch schwarzweiß. Sie fuhren mit dem Bus und er fotografierte einen Wald. In einem Baum war deutlich die Gestalt von Pater Pio zu erkennen. Ich kenne ihn nur von Fotografien – aber selbst für mich war er auf diesem Bild deutlich zu erkennen.

Es gibt Phänomene, die deutlich zeigen, dass sich unsere Verstorbenen sogar sichtbar machen können, wenn der richtige Zeitpunkt dafür da ist.

Solche Phänomene konnten wir auch bei der Reise von Jenny und Nina erkennen. Wir haben ein Bild, das auf dem Bauch von Jenny ein grünes Sechseck zeigt. Bei allen anderen Bildern, die vor und nach diesem außergewöhnlichen Bild fotografiert wurden, ist dieses Sechseck nicht mehr zu sehen. Mit Sicherheit gibt es physikalisch plausible Erklärungen. Vielleicht war die Sonnenkonstellation so, dass die Linse dieses grüne Licht in ein Prisma verwandelte oder andere Erklärungen. Das darf jeder für sich entscheiden. Für uns sind es jedoch wunderschöne Bestätigungen dafür, dass Kay in unmittelbarer Nähe zu uns sein darf und sich so zeigen kann, um uns zu trösten und zu lehren, seine Nähe auch tatsächlich wahrzunehmen.

Mein Bruder Markus konnte mit seiner Frau Monika auch in

[11] Sh. Literatur: Botschafter der unsichtbaren Welt, Pascal Voggenhuber

Namibia die Nähe von Kay erleben.

Sie befanden sich auf dem Weg nach Solitaire, eine private Kleinstsiedlung auf der gleichnamigen Farm. Sie besteht seit 1848 mit ungefähr 90 Bewohnern. Dort befinden sich nur eine Tankstelle, ein Laden, eine Kapelle sowie eine Bäckerei mit einem angegliederten Café. Dort wird der *„weltbeste"* Apfelkuchen Namibias angeboten. Ansonsten sind nur noch eine Lodge und ein Zeltplatz an diesem Ort zu finden.

Als sie dort ankamen, sahen sie viele alte Autowracks, die wahllos auf dem Gelände abgestellt worden waren. Zum Teil standen diese schon über dreißig Jahre an diesem Ort und es wuchsen Pflanzen und Bäume aus ihren scheibenlosen Fenstern oder aus den Autodächern. Ansonsten gibt es dort nicht viel zu sehen. Als Markus die alten Autos sah, sagte er: *„Kay, das ist jetzt etwas für dich."*

Sie stiegen aus und gingen zunächst zu der Bäckerei, um den berühmten Kuchen zu probieren. Sie wurden nicht enttäuscht, denn ein leckeres Stück Apfelkuchen mit Sahne lag auf ihrem Teller.

Als sie das Haus verließen, sahen sie in der Nähe einen Steinkreis, in dem verschiedene Pflanzen wuchsen. Als sie darauf zugingen, trauten sie ihren Augen nicht. Um die Pflanzen herum sahen sie eine Ansammlung von weißen Schmetterlingen – mitten in der Wüste – und sie spürten in diesem Moment deutlich – Kay ist da! Hier in Namibia, einem winzigen Ort namens Solitaire. Als sie die Schmetterlinge fotografiert hatten, sahen sie sich um und ungefähr zehn Meter von dem Pflanzenring entfernt stand ein alter ausgedienter Traktor. Um dieses alte Vehikel hatte sich ein Feigenkaktus ausgebreitet, der aussieht, als wären viele große Ohren aneinandergewachsen. Mit diesen bis zu 25 cm langen Trieben hatte er den Traktor *„eingeschlossen"*. Als sie näher kamen, sahen sie, dass auf den ausgewachsenen *„Ohren"* die langen, harten Stacheln entfernt und viele Namen eingeritzt waren. Und plötzlich sahen sie in der Mitte der Pflanze ein großes Ohr mit nur einem einzigen Namen:

K A Y !

Sie waren sprachlos und glücklich, dass Kay sich nach seinen Möglichkeiten bemerkbar gemacht hatte.

Auch Yves erzählte uns von einem besonderen Erlebnis an Kays erstem Todestag: Yves nahm sich ab dem Mittag frei, weil er zu Kay auf den Friedhof wollte. Auch für ihn war dieser Tag besonders schwer und das ungemütliche, nasskalte Wetter verstärkte noch die traurige Stimmung. Zusammen mit seinem Vater Markus fuhr er zum Friedhof. Als sie an Kays Grab ankamen, legte Yves einen kleinen Engel neben den *„Liebesgedenkstein"*. Er hatte ihn beschriftet mit ihrem gemeinsamen Spezialnamen: *„Lé KaYves"*. Als Markus auf die Uhr schaute, war es genau 14.14 Uhr – der Todeszeitpunkt von Kay. Das berührte sie tief. Langsam gingen sie zurück ins Auto und da sahen sie, wie im Wageninneren eine Biene aus dem Lüftungsschacht herauskroch. Eine Biene hatte Kay so erschreckt, dass er stürzte. Wie kam an diesem kalten Tag mit Schneeregen eine Biene in das Auto? Es blieb ein Rätsel.

Am Nachmittag hatte Yves den Gedanken, den gesamten Chatverlauf mit Kay der letzten zwei Jahre auf seinem Handy zu archivieren. Er speicherte den Screenshot der gesamten Zeit auf seinem Computer. So konnte er verhindern, dass ihm diese Erinnerungen vielleicht irgendwann verlorengingen. Er konnte es nicht fassen, denn am nächsten Tag konnte er sein Handy nicht mehr starten. Er musste das Handy einschicken und es wurde ihm mitgeteilt, dass ein neues Update aufgespielt werden musste und alle Daten verloren gegangen waren. Was für eine Eingebung, einen Tag vorher alles zu sichern! Da sein Handy nun in

Reparatur war, startete er sein altes Vorgängermodell. Zu seiner Überraschung bemerkte er, dass auch auf diesem Handy noch ein Chatverlauf von Kay war. Daran hatte er sich nicht mehr erinnert. Kurz zuvor wollte er dieses alte Handy sogar entsorgen, hatte es aber noch nicht getan. Somit blieb ihm auch dieser Chat erhalten. Welche Impulse hatte Kay ihm geben können, damit Yves seine liebevollen Erinnerungen an ihn behalten durfte?

Das Schönste, was ein Mensch hinterlassen kann,
ist ein Lächeln im Gesicht derjenigen,
die an ihn denken.

Unbekannt

Stimmungsbarometer

... ist Freude trotz Trauer möglich?

Wenn durch die Medien von einem Unglück berichtet wird bei dem Menschen von einem Moment auf den anderen in den Tod gerissen wurden, empfinden wir sofort wieder das eigene *„gelähmt sein"*. Wir schicken immer liebevolle Gedanken und innige Gebete zu allen Beteiligten, damit auch sie dieses *„getragen sein"* spüren können. Wenn wir uns an die erste Zeit zurückerinnern, können wir feststellen, dass selbst in diesen schlimmsten und tieftraurigsten Momenten, die wir erlebten, immer etwas Witziges, etwas Besonderes und Liebevolles geschah, das bei uns ein Lächeln – oder sogar ein Lachen – hervorrief. Es war für uns ein echtes Phänomen und keinesfalls selbstverständlich.

Einige Tage nach Kays Unfall saßen wir abends mit Freunden zusammen und erzählten Anekdoten von Kay, über die wir herzhaft lachten. Ein Bekannter, der uns an diesem Abend auch besuchte, konnte unser Lachen nicht verstehen. Er hatte erwartet, dass er uns alle weinend und untröstlich antrifft. Dass an diesem Abend viel gelacht wurde, irritierte ihn. Für uns war diese Freude jedoch eine Hilfe, die nächste Welle der Verzweiflung und Trostlosigkeit zu überstehen.

Außenstehende sind mit dem Verhalten Trauernder oftmals genauso überfordert wie die Trauernden mit sich selbst. In dieser völlig veränderten Lebenssituation müssen in kleinen Schritten neue Wege gebahnt werden. Die guten und freudigen, sowie die schweren und schmerzvollen Momente wechseln sich ständig ab und erfordern sehr viel Kraft. Wir sind der festen Überzeugung, dass Kay nach seinen Möglichkeiten uns in unsere Tiefpunkte immer wieder kleine Lichtblicke und Sonnenstrahlen schickte, die uns den Weg ein bisschen erleuchteten. Diese freudigen Momente gaben uns Kraft und Halt. Wenn wir Entscheidungen treffen mussten, die Kay betrafen (z.B. sein Grabstein, sein Auto, sein Handy, seine Kleider) stellten wir uns immer die Frage, was er sich gewünscht hätte. Was würde ihm gefallen und was würde er jetzt zu diesem oder jenem Vorhaben sagen? Freut er sich und kann er unsere Pläne nachvollziehen und unterstützen?

Kays Schwestern konnten uns mit ihrem jugendlichen Geschmack gut unterstützen. Wir beachteten immer ihre Vorschläge und Ideen, denn sie wussten am besten, was Kay gefallen würde. Ob es um Gedenktage, Feiern oder um die liebevolle Gestaltung des Grabes ging.

Wie schon erwähnt, ist Kays Urne im Grab seiner Oma Elsbeth beigesetzt. Deshalb mussten wir auch Rücksicht auf die Wünsche des Opas nehmen. Wir fanden eine wunderschöne Lösung, die auch seinem Opa gut gefiel.

Das Grab war eingefasst mit dunklem Graphitstein und ein großer Grabstein stand am Ende vom Grab mit dem Namen der Omi Elsbeth.

Dort waren auch noch zwei kleine weiße Herzen:
In unseren Herzen lebst du weiter
Geliebt und unvergessen

Kays Herz, der weiße Liebesgedenkstein, ist ganz vorne und symbolisch führt ein Weg aus weißen Steinen zu der Oma und den Urgroßeltern als Zeichen: *„Zurück in den Himmel zu meinen* *lieben Großeltern und Verwandten."*

Unsere liebe *„Blumenfrau Yvonne"* unterstützt uns mit wunderschönen Ideen für kleine Gestecke, die das Grab immer besonders liebevoll schmücken.

Auch sie hatte eine besondere Begegnung mit Kay, von der ich erst Wochen nach Kays Unfall erfuhr.

Als ich ihr von Kay erzählte, meinte sie, dass sie ein Bild von einem jungen Mann vor sich hat, das zu Kay passen würde. Sie bat mich darum, ihr ein Bild von ihm zu zeigen. Als ich ihr sein Bild zeigte, erkannte sie ihn sofort. Lange schaute sie auf das Foto und gab es mir lächelnd zurück. *„Ja, das war er!"* sagte sie. *„Unglaublich intensiv, eine Begegnung, die man nie vergisst!"*

Das bestätigte uns erneut, wie außergewöhnlich Kay auch für andere Menschen gewesen ist. Sie erzählte mir, dass Kay ungefähr zwei Jahre zuvor bei ihr im Blumengeschäft war, um für seine Freundin Blumen zu kaufen. Sie sagte, dass er den Laden betrat, sie sehr freundlich grüßte und sich umsah. Sie entschuldigte sich, dass sie noch etwas fertigmachen müsse und ihn anschließend sofort bedienen würde. Er lächelte sie an und meinte, dass sie eine wunderschöne Arbeit mache, dass sie sich ruhig Zeit lassen solle. Er würde gerne warten, bis sie soweit sei. Sie sagte mir, dass sie diese Begegnung nie vergessen hat. Sie berührte seine Ausstrahlung, sein Auftreten und rücksichtsvolles Verhalten, das für so einen jungen Mann schon außergewöhnlich war. Er freute sich über die Blumen, die sie ihm zu einem Strauß gebunden hatte und wünschte ihr einen schönen Abend und weiterhin viel Freude bei ihrer wundervollen Arbeit. Ich freute mich sehr über ihre Erzählung.

Lange überlegten wir, ob wir an der Unfallstelle ein Holzkreuz aufstellen sollten, oder welches kleine Andenken wir anbringen konnten. Wir hatten aber noch keinen entscheidenden Impuls dafür bekommen und warteten ab.

Eines Tages war ich in einem großen Geschäft und da sah ich wunderschöne rote geschnitzte Holzherzen. Sie hatten eine besonders schöne Form und als ich diese Herzen sah, wusste ich, dass genau solch ein Herz an die Unfallstelle gehört. Wir konnten das Herz mit einer speziellen wetterfesten roten Holzfarbe lackieren und Nina beschriftete es:

Für immer in unseren Herzen
Kay Nicolas Bohnert

Ich hatte gleich zwei Herzen gekauft, weil ich nicht wusste, wie das Holz auf die Witterungsverhältnisse reagiert und sollte es unansehnlich werden, konnten wir es auszutauschen.

An Ninas Geburtstag fuhren wir an die Unfallstelle und befestigten das Herz an einem Baum. Wir freuten uns, denn es leuchtete uns von nun an von weitem entgegen, wenn wir daran vorbeifuhren. Liebe Freunde berichteten uns Tage später, dass sie extra diese Richtung gefahren waren und das Herz schon von weitem leuchten sahen. Sie schrieben uns, dass dieses Herz Kay symbolisiert, seine Herzlichkeit und sein strahlendes Lachen. Sie konnten ihn direkt vor sich sehen und freuten sich über diese Begegnung an der Unfallstelle mit dem Herz.

Im Februar hatten unsere beiden Töchter Geburtstag. Sie konnten sich nicht vorstellen, wie sie diesen ersten Geburtstag ohne Kay überstehen sollten. Am liebsten hätten sie diese Tage aus dem Kalender ersatzlos gestrichen, aber wir wussten alle, dass es besser war, diese Tage bewusst zu erleben. Von feiern konnte keine Rede sein. Wir wollten trotzdem etwas Schönes planen, um den Tag auch mit Freude zu füllen und nicht nur in Trauer zu erleben. Da die Kinder sich immer gegenseitig einen Kuchen zum Geburtstag gebacken hatten, der liebevoll verziert und beschriftet wurde, beschloss Nina, an Jennys Geburtstag extra für einen Tag von München nach Karlsruhe zu kommen. Sie wollte zwei kleine Herzen für sich und Jenny backen. Sie verzierte die Herzen mit Zuckerschrift und Zuckerperlen und schrieb die Anfangsbuchstaben ihrer Namen auf die Herzen. Ein „*K*" fand in der Mitte des einen Herzens noch einen Platz und alle drei Kinder waren vereint – so wie es auch immer im Leben gewesen war. Die beiden Schwestern liebten ihren kleinen Bruder schon, bevor er überhaupt geboren war. Als er endlich da war, kümmerten sie sich rührend um ihn. Kay mit seinen beiden Schwesterherzen – er war immer in der Mitte. Nina meint, dass sie als Geschwister solch eine tiefe und unbeschreibliche Liebe erfahren durften, weil ihnen nicht so viel Zeit mit ihrem kleinen Bruder vergönnt war. Leider konnten sie das Leben auf der Erde nicht länger miteinander genießen. Auch in dieser tiefen Liebe finden die Geschwister Trost. Sie nutzten die Zeit, um so viele schöne Dinge wie nur möglich zu erleben. Diese Erinnerungen geben ihnen heute Kraft. Sie können seine Nähe, seine Gedanken und seine Antworten auf manche Fragen spüren.

Im Gleichklang ihrer Herzen.

Kay war immer von seinen Schwestern so begeistert, dass er in der Schule ständig von ihnen sprach. In der Grundschule durften die Schüler montags in der ersten Stunde im Stuhlkreis berichten, was sie am Wochenende erlebt hatten. Die Schulkameraden verzogen oftmals schon das Gesicht, wenn er zu erzählen begann. Die ganze Klasse wusste nicht viel von den Geschwistern der anderen Mitschüler. Außer bei Kay. Es waren nicht nur die Namen Jenny und Nina bekannt, sondern auch alle tollen Eigenschaften und Erlebnisse mit den beiden Schwestern. Das erzählte uns seine Lehrerin, die er liebevoll „*Chrissi*" nannte. Diese Lehrerin hatte Kay sehr gemocht und ihn beim Lernen unterstützt. Sie erzählte uns, als sie uns nach seinem Unfall besuchte, dass Kay einmal eine schlechte Note geschrieben hätte und es tat ihr leid, ihm das sagen zu müssen. Also wartete sie bis zum Ende der Stunde und nahm ihn dann auf der Treppe zur Seite, um ihm die Note mitzuteilen. Kay tröstete sie und meinte: *„Das macht nichts! Zu Hause bekomme ich keinen Ärger und aus mir wird trotzdem was!"*

Wir freuten uns, als sie uns diese Begebenheit erzählte. Sie zeigte, dass er uns, seinen Eltern und Schwestern, vertraut hatte. Es gab noch eine weitere lustige Episode mit seiner Lehrerin.

Sie wohnte in einer Nebenstraße parallel zu uns und wenn sie im Garten war, konnte man sie, von unserem Haus im dritten Obergeschoss aus, schemenhaft erkennen. Kay hatte sich ein Fernglas besorgt, um die Details besser erkennen zu können. Seine Lehrerin war morgens mit ihrem Nachthemd im Garten, um Blumen zu gießen. In der Klasse beschrieb er das Nachthemd sehr genau, es hatte rosa Herzen. Die Klasse lachte, als sie hereinkam und verwundert fragte sie, was denn so lustig sei. Kay ging sofort reumütig zu ihr und bat sie um Entschuldigung, dass er sie ein bisschen lächerlich gemacht hatte, weil er dieses Nachthemd beschrieben hatte. Weil er gleich ehrlich gewesen war, konnte sie ihm natürlich nicht mehr böse sein.

Diese Momente, in denen uns Besucher von ihren Erlebnissen mit Kay erzählten, halfen uns in diesen schweren und traurigen Tagen, zu lächeln. Wir waren dadurch nicht nur in unseren Gedanken, sondern besonders in unseren Herzen mit Kay verbunden. Wir fühlten ihn bei uns und das ist bis heute so geblieben. Für uns gibt es keinen Tag, an dem wir nicht über ihn sprechen, uns an eine Geste oder ein Wort von ihm erinnern, und uns freuen, dass dieser Sonnenschein bei uns war und ist! Er ist einen ungewöhnlichen Weg gegangen – aber er hat seine Liebe und die Sonne bei uns gelassen.

Immer, wenn wir von dir erzählen,
fallen Sonnenstrahlen in unsere Seelen.
Unsere Herzen halten dich umfangen,
so, als wärst du nie gegangen.

Unbekannt

Der erste Todestag

... wie konnte die Zeit so schnell vergehen?

Dem ersten Todestag begegneten wir alle mit gemischten Gefühlen. Wir wussten nicht, wie wir ihn gestalten sollten. Auf jeden Fall hatten wir an diesem Tag alle Urlaub genommen. Wir hätten nicht arbeiten können und somit würde die Familie geschlossen zusammen sein.

Der Morgen begann bei uns allen mit einer tiefen Trauer. Schon am Morgen saßen wir alle mit verweinten Augen am Frühstückstisch. Wir konnten nicht viel sprechen, weil sich unsere Gedanken immer um Kay drehten und wir wieder einmal die Tatsache, dass wir ihn hier auf der Erde nicht mehr in unsere Armen schließen konnten, aushalten mussten. Das Wetter konnte die Stimmung auch nicht aufhellen. Dunkle Wolken zogen am Himmel entlang, es war kalt und nass. *„Trauerwetter"*. Trotzdem wollten wir diesen Tag im Gedenken an unseren Liebling mit liebevollen Erinnerungen füllen. Andreas und Nina bestellten zwei Herzen aus Rosen bei Yvonne – das eine für das Grab und das andere wollten wir an die Unfallstelle legen.

Drei Wochen vorher fuhren Nina und ich an der Unfallstelle vorbei und konnten das rote Herz aus Holz, das wir an einem Baum befestigt hatten, nirgendwo entdecken. Das war merkwürdig und wir fuhren zurück und gingen direkt an den Baum, um zu schauen, ob das Herz heruntergefallen war. Aber es war im Umkreis von zehn Metern nirgends zu entdecken. Wir mussten davon ausgehen, dass es jemand mitgenommen hatte. Auf Nachfrage beim Rathaus und beim Förster, ob es abgenommen worden war, weil es vielleicht stört, wurde von beiden Stellen verneint. Sie sagten uns, dass sie nie ein Kreuz abhängen würden, es sei denn, es stört den Verkehrsfluss. Ansonsten gibt es keine Vorschriften.

Nun wussten wir also, dass jemand das Herz mitgenommen hatte. Das machte uns sehr traurig. Wir konnten nicht verstehen, dass Menschen keine Skrupel hatten, ein Symbol der Liebe und des Gedenkens an einen lieben Verstorbenen einfach mitzunehmen. Aber ich hatte ja noch das zweite Herz und wir ließen uns nicht entmutigen. Wir lackierten es nochmals besonders sorgfältig und liebevoll, damit auch die Witterung keinen Einfluss darauf nehmen konnte.

Nach dem Frühstück fuhren wir zur Unfallstelle, um nun das neue und frisch lackierte Herz aufzuhängen. Es war ein kalter und regnerischer Tag. Niemals wäre Kay an solch einem Tag freiwillig Motorroller gefahren. Das Jahr zuvor waren es 24° Grad. Auch hier zeigte sich für uns, dass alles in Gottes großem Plan verankert war, wie es gekommen war.

Dieses Mal nahmen wir eine kleine Leiter mit und hängten das Herz etwas höher an den Baum. Wir befestigten es auch wesentlich fester als vorher. Niemand konnte nun das Herz einfach wieder abhängen. Bis jetzt hängt es auch nach Monaten noch in leuchtendem Rot und strahlt, als sichtbares Zeichen unserer immerwährenden Liebe, in die Welt. Wir legten das Rosenherz mit den roten und weißen Rosen an die Unfallstelle und konnten die kleinen Engel darum herumsetzen, die liebe Menschen an der Unfallstelle vor einem Jahr abgelegt hatten.

Das Grab wurde an diesem Tag zusätzlich liebevoll mit einem

Rosenherz geschmückt und wir freuten uns, dass am nächsten Tag noch einige Blumen dazu gekommen waren. Es war ein Trost und zeigte uns, dass Kay immer noch so lebendig in den Gedanken von vielen lieben Menschen war und dass er in ihren Herzen seine wunderbaren und liebevollen Spuren hinterlassen hatte.

Unsere Geschwister machten sich ebenfalls Gedanken, was sie mitbringen könnten und angebracht sei, im Angesicht dieses Gedenktages.

Mein Bruder Thomas und seine Frau Martina versorgten uns in den ersten Tagen nach dem Unfall abends oft mit Brezeln. Dadurch war immer gewährleistet, dass alle Besucher, die zwar nicht zum Essen kamen, aber gewöhnlich länger blieben als geplant, auch noch eine Kleinigkeit zu essen bekamen. Auch an diesem Abend brachten sie Brezeln mit und wir freuten uns, dass wir diesen Tag in der Gemeinschaft erleben konnten. Auch Freunde von Kay, seinen Schwestern und uns kamen vorbei. Wir erlebten einen sehr liebevollen Abend. Kay war in unserer Mitte. Wir konnten ihn alle mit seinem Strahlen, seiner ansteckenden Freude und guten Laune spüren. Andreas hatte extra einen Film zusammengeschnitten mit vielen Bildern und älteren Videos von Kay, in denen wir ihn alle nochmals sehen konnten.

Auch dieser Tag hatte ein spezielles Gepräge. Wir alle hätten, ähnlich wie Silvester, diesen Tag am liebsten nicht erlebt. Bisher konnten wir immer noch an ein Jahr zurückdenken, in dem Kay noch bei uns gewesen war. Ab dem 30. März 2015 würde jeder Tag *„nach seinem Unfall“* sein, denn nun würden wir im Rückblick in das vergangene Jahr an das Entsetzen und die tiefe Trauer erinnert werden. Wir mussten unsere Strategie ändern, um nicht in der Trauer stecken zu bleiben.

Wir wussten, dass wir uns Ziele setzen, Pläne schmieden

und für uns selbst etwas Gutes tun mussten, wenn wir uns und unser eigenes Leben durch diesen schweren Verlust nicht komplett verlieren wollten. Es war uns auch bewusst, dass wir Kay unsere Liebe nicht damit beweisen mussten, dass wir täglich stundenlang um ihn trauerten und weinten. Wir konnten unser völlig verändertes und neues Leben planen und ihn in seiner neuen Dimension integrieren. Ja, so müsste es uns gelingen. Eine andere Wahl gab es für uns nicht. Wir konnten Kay nicht mehr zurückholen, aber ihn trotzdem in unserer Mitte spüren, das hatten wir das letzte Jahr über erlebt. Er war spürbar und sichtbar, nach seinen und unseren Möglichkeiten, bei uns.

Durch ihn erlebten wir, was es bedeutet, von einem Augenblick auf den anderen zu gehen und alles zu verlassen. Wenige Stunden davor glich unser Leben einer wunderschönen Allee. Keine Unebenheiten auf der Straße; Bäume und Pflanzen um uns herum und plötzlich tat sich dieser Abgrund vor uns auf und riss uns in die Tiefe. Diese unbekannte Situation erforderte eine völlig neue Sicht und Neuorientierung. Wir mussten Maßnahmen treffen, um selbst zu überleben. Und selbst in dieser Katastrophe, die wir erlebten, bekamen wir die Chance, neue Wege zu finden und viele wundervolle Möglichkeiten in unserem neuen Leben zu entdecken. Nur konnten wir diese am Anfang nicht erkennen und sie forderten unsere Bereitschaft, Änderungen zu akzeptieren und sie irgendwann in unserem Leben zu integrieren. Das war für uns alle Schwerstarbeit!

In dieser Woche hatte unsere kleine Familie gemeinsam Urlaub und wir verbrachten viel Zeit miteinander. In diesen Tagen las ich einige Bücher über Trauerverarbeitung und Möglichkeiten, die Trauer in freudigere Tage zu verwandeln. Ich schrieb mir die Impulse und Vorschläge auf und probierte sie in den folgenden Wochen aus. Eines Tages las ich den Satz, dass wir jeden Tag wenigstens einen traurigen Gedanken mit einem liebevollen ersetzen sollten.

Das war eine schöne Übung, denn ich bemerkte, dass ein liebevoller Gedanken mich genauso mit Kay verband, wie ein trauriger, nur dass es mir mit dem liebevollen wesentlich besser ging. Durch diese Richtungsänderung konnte ich Kay noch besser spüren. Wir wollten aus seinem Weg, den er gegangen war und den wir nun alle begleiteten, unseren völlig neuen und unbekannten Weg ebnen. Durch den Dschungel der Ängste, der Ungewissheit und der Trauer sollte eine Oase der Hoffnung, des Lichts und des Neubeginns entstehen. Wir wollten und mussten wieder in unserem eigenen Leben ankommen.

Auch Yves hatte eine schöne Idee, wie er das *„Lé KaYves Racing Team“* verändern konnte. Er wusste, dass es nie mehr so sein würde als Kay noch mit ihm die *„Gokart-Rennen“* fuhr. Sie erlebten immer viel Spaß zusammen, wenn sie gegen 20 andere Konkurrenten fuhren. Meistens belegten sie den 2. oder 3. Platz. Spaß und Teamgeist hatten oberste Priorität. Nun wollte Yves, trotz seiner Trauer um Kay, ins Leben zurück finden. Also beschloss er, in seinen Helm Kays Namen einzugravieren. Er wollte mit keinem neuen sichtbaren Partner im Team fahren. Er spürt Kay immer um sich. Deshalb weiß er auch, dass er bei ihm ist, wenn sie sich diesen Spaß gönnen. Und so kam Yves, bei aller Trauer um seinen *Bruder*, wieder in eine gute Verbindung zu seinem Leben und zu Kay.

Eine liebe Seele lässt uns etwas da,
wenn sie geht:
Eine kleine helle Blume pflanzt sie
in unsere Herzen.
Und wenn es an der Zeit ist,
öffnet sich diese und schenkt uns
Blüte für Blüte Erinnerungen an
einen wunderbaren Menschen.

Unbekannt

Das Jahr danach

... bleibst du auch in der kommenden Zeit für uns ‚spürbar'?

Kays zweiter Geburtstag im Himmel

Jetzt war er da – Kays zweiter Geburtstag, den wir wieder ohne seine sichtbare Anwesenheit erleben mussten.

Wir hatten nun schon einige besonderen Gedenktage im Vorfeld mit viel Bangigkeit durchlebt. Jedes Mal mit der Frage im Herzen, ob wir in der Lage dazu sind, diese Tage, in unserer Trauer um Kay, gut zu erleben oder eher nur zu überleben? Diese Angst konnten wir nicht vollkommen ausräumen, auch wenn uns Kay auf besonders liebevolle Art immer wieder durch Zeichen seiner Nähe tröstete.

Wie im Jahr zuvor wollten wir uns nicht festlegen, wie wir den Tag gestalteten, denn wir konnten nicht einschätzen, wie es uns an diesem Freitag gehen würde. Aber bei aller Bangigkeit war eins für uns alle sofort klar – dieser Geburtstag sollte viel Freude und Fröhlichkeit beinhalten. Wir wussten, dass Kay an diesem Tag in besonderer Weise bei uns sein würde und dass er uns lachen sehen wollte. Wir überlegten uns, was ihm auf jeden Fall Spaß gemacht hätte. Natürlich war jede Unternehmung wetterabhängig, aber das sollte nicht das Hauptproblem sein.

Im Sommer 2013 feierten meine Zwillingsbrüder ihren Geburtstag im Allgäu. Um diesen Tag gemeinsam begehen zu können, plante unsere Familie eine Woche Urlaub ein. Wir hatten die Gelegenheit, zu wandern, uns zu erholen und uns auf die Feier vorzubereiten. Außerdem besuchten wir alle zusammen eine Sommerrodelbahn. Es war unglaublich, wieviel Spaß wir alle dabei erlebten. Jeder Einzelne wurde angefeuert, Gas zu geben und den Berg hinunter zu rodeln. Kay kaufte sogar das Foto, auf dem sein Dad konzentriert und windschnittig auf seinem Sommerrodel ins Tal raste. Kay wollte, dass er eine Erinnerung an diesen Tag hatte und Andreas hängte sich das Bild in seinem Büro auf.

Kay wollte schon als kleiner Junge immer gerne auf die Sommerrodelbahn. Als er noch zu klein war, um den Bob allein zu lenken, fuhr er nur mit dem Papa, denn da wusste er, dass es in rasantem Tempo ins Tal ging. Kay hatte ein Jahr zuvor bei einer Sommerrodelbahn in unserer Nähe gleich zwanzig Karten gekauft, weil sie zu einem Spezialpreis angeboten wurden. Diese Karten waren immer noch unbenutzt in seinem Schrank. Was lag also näher, als gemeinsam diese Karten einzulösen und ein wunderschönes Rodelerlebnis zu genießen, im Gedenken an unseren Sonnenschein? Und wir wussten, er würde uns alle anfeuern.

Für den Vormittag planten wir ein gemeinsames Frühstück für alle, die sich die Zeit nehmen konnten, schon morgens zu kommen. Anschließend wollten wir zu Kay auf den Friedhof und je nach Wetterlage am frühen Mittag zur Rodelbahn aufbrechen. Am Abend wollten wir, wie im vergangenen Jahr, mit allen Menschen, denen Kay wichtig war, feiern.

Leider war es ein kühler und nasser Tag und niemand wollte bei diesen Wetterverhältnissen zur Sommerrodelbahn.

Zunächst frühstückten wir gemütlich und Kays frühere Freundin Michelle kam gleich am Morgen. Sie hatte sich den Tag frei genommen, weil sie ihn gerne mit uns zusammen verbringen wollte. Sie hatte ein Schokoladenherz gebacken mit einem wunderschönen Bild von Kay. Wir freuten uns und es war eine kleine Runde an diesem Morgen, weil die meisten der Familie noch bei der Arbeit oder anderweitig beschäftigt waren.

Wir kauften zusammen Getränke für den Abend ein und anschließend die Blumen für Kay bei unserer lieben Blumenfee Yvonne. Sie band uns einen wunderschönen Strauß, der das Grab liebevoll schmückte. Es durfte auch heute unsere unendliche Liebe zu Kay sichtbar sein.

Als wir nach Hause kamen, war das Wetter leider immer noch nicht besser, es regnete zwar nicht mehr, aber es war kühl und ungemütlich. Plötzlich hatte Nina die zündende Idee. Freudestrahlend verkündete sie, dass wir mit allen Autos in die Waschanlage fahren und unsere Autos waschen lassen. WAS könnte es für Kay Schöneres geben, als frisch geputzte und strahlende Autos?! Wir sahen Kay direkt vor uns, wie er lachte und sich riesig freute, dass wir diese geniale Idee umsetzten. Sofort riefen unsere Töchter Freunde und Bekannte an und informierten sie, dass wir nun leider nicht auf die Sommerrodelbahn können, dass wir aber, im Sinne von Kay, alle zusammen unsere Autos waschen und putzen wollten.

Mein Bruder Markus hatte folgende Idee: Da wir auf Kay anstoßen wollten, könnten wir unsere Autos mit Sekt einsprühen und anschließend im Konvoi in die Waschbahn fahren. Nein, kein Sekt, sondern Champagner! Er lagerte seit Jahren einige Flaschen Champagner in seinem Keller, und meinte, dass diese wohl nicht mehr zu genießen seien. Aber für die Autos würden sie sich hervorragend eignen.

Also, gesagt, getan – um 15 Uhr trafen wir uns und mit acht Autos fuhren wir zunächst auf einen Park & Ride-Parkplatz. Dort waren genügend Parkmöglichkeiten, um unsere Champagneraktion zu starten. Es war unglaublich – als wir losfuhren kam die Sonne raus und ab diesem Moment blieb das Wetter wunderschön. Wir konnten mit viel Freude und Lachen auf unseren Kayli mit dem Champagner anstoßen, um ihn dann auf unseren Autos zu verteilen. Kay war da, wir spürten ihn und wir sahen sein strahlendes Gesicht direkt vor uns.

Als Yves von der Arbeit nach Hause fuhr, hatte er den Gedanken, in die Waschanlage zu fahren bevor er zu uns kommt. Er wollte es Kay nicht „zumuten", an seinem Geburtstag mit einem ungewaschenen Auto vor unserem Haus zu parken. Also war da auch schon Abhilfe geschaffen. Wir fotografierten alle Autos vor und nach der Aktion und die Bilder zeigten, wieviel Freude wir in dieser fröhlichen Runde erlebten. Dann fuhren wir in die Waschanlage.

Als wir dort ankamen, ging ich zu dem Besitzer und erklärte ihm, dass wir aus einem besonderen Grund unsere acht Autos waschen lassen wollten. Ich sagte ihm, dass unser Sohn Kay heute Geburtstag hat, sein Auto immer in dieser Waschanlage geputzt hätte und dass Kay leider im letzten Jahr tödlich verunglückt sei. Da sagte der Mann sofort, dass er uns einen Spezialpreis machen wird. Wir freuten uns darüber, obwohl das nicht unser Ansinnen gewesen war. Trotzdem sahen wir es für uns als ein Zeichen von Kay, dass er diesem Mann im Vorfeld schon gute Gedanken geschickt hatte.

Als wir mit unseren Autos durch die Waschstraße geleitet wurden, konnte sich jeder liebevoll mit Kay verbinden. Wir erzählten uns anschließend, dass wir ihn spürten und uns an besondere Momente mit ihm in diesen Minuten erinnerten. Dieser Nachmittag wurde zu einem Erlebnis.

Am Abend trafen nach und nach die Gäste ein und es war wie immer – Freude, Lachen, Trauer und Tränen durften sich abwechseln. Es wurde ein besonderer Gedenktag und in diesem Gedenken gehörte auch dazu, dass wir diesen Schmerz immer wieder fühlten. Natürlich wäre es wunderschön gewesen, wenn Kay sichtbar da gewesen wäre. Aber die innere und stille Freude, die wir alle verspürten, trocknete die Tränen und wir waren glücklich, diesen Tag gemeinsam erleben zu können.

Andreas hatte sich noch eine besondere Überraschung ausgedacht. Er hatte alle Videos, die in den letzten Jahren von Kay gemacht wurden, zusammengestellt und wir konnten an diesem Abend Kay sehen und hören – in Sketchen, beim Tanzen und Singen. Alles mit seiner unwiderstehlichen, witzigen und liebevollen Art. Seine Lebensfreude war einfach ansteckend und wir fühlten uns von Kay an seinem Geburtstag reich beschenkt. Er konnte uns von „seinem Himmel“ aus segnen. Wir waren unbeschreiblich glücklich und dankbar, dass wir ihn haben durften.

Bis tief in die Nacht erzählten wir. Erinnerungen wurden wach und wie im letzten Jahr wurde ein wunderschöner *„Strauß der Erinnerungen“* gebunden.

Danke Kay, für die wunderschönen Erinnerungen
an Dich, Deine wunderbare Art,
uns immer wieder nahe zu sein und
uns glücklich zu machen.
In diesen Erinnerungen schwingt immer
unsere unendliche Liebe zu Dir
und Deine Liebe zu uns mit.

Muttertag 2015

Einige Tage vor Muttertag ging ich noch schnell auf unseren Balkon, um einen Topf mit Duftpelargonien zu gießen, da wir für ein paar Tage verreisen wollten. Diese Pflanze hatte sich meine Mutter mit einem Ableger großgezogen und sie war zu einer wunderschönen Pflanze herangewachsen. Als meine Mutter starb, nahm ich sie in Pflege zu mir nach Hause. Sie wird im Sommer immer herrlich buschig und ihr Duft ist sehr würzig. Als ich nach draußen kam, sah ich eine blitzartige Bewegung am Blumentopf. Ich konnte jedoch nicht sehen, ob es eine kleine Maus oder ein anderes kleines Tier gewesen war. Ich goss die Pflanze und dann fuhren wir für drei Tage nach München zu unserer Tochter Nina.

In München konnte ich einige wunderschöne Tage erleben und am Sonntagmorgen hatte Nina für den Muttertag den Tisch liebevoll gedeckt. Ein wundervoller Strauß Rosen und zwei kleine Marmeladen-Gläser mit der Aufschrift *„Marmelicious"* standen auf dem Tisch. Eine wunderschöne Erinnerung an Kay. Einige Jahre zuvor besuchte uns ein Freund aus Neuseeland. Damit er auch deutsche Spezialitäten kennenlernte, kochte ich spezielle Gerichte, die ihm gut schmeckten. Er lobte das Essen immer mit dem englischen Ausdruck für delikat – hm, delicious!

Egal, wann ich etwas kochte, das Kay besonders gerne aß oder mochte, sagte er genüsslich: *„Oh Mom, delicious!"* Nun hatte Nina diese Marmelade gefunden. *„Marmelicious"* und sie sagte, dass sich der Name aus Mam, Marmelade und delicious zusammensetzt. Ich freute mich riesig!

Auf meiner Seite in Facebook schrieb ich zum Muttertag:
Kayli, danke für deine wundervolle und fürsorgliche Liebe zu mir und zu uns an diesen besonderen Tagen. Ich bin dir so dankbar, dass ich dich als meinen Sohn hier auf der Erde haben durfte.

Ich dankte meinen Kindern, dass ich ihre Mutter sein darf und dass ich unendlich viel von ihnen lernen konnte. Sie waren in vielen Dingen meine Lehrmeister, damit ich aus meinen alten Mustern und Gewohnheiten herauskam und manches verändern konnte, das für mich nicht mehr zeitgemäß war.

Glücklich über die Liebe, die ich von meinen Kindern auch an diesem Muttertag erleben durfte, kamen wir zu Hause an. Am Abend ging ich noch auf den Balkon, um nach meinen Pflanzen zu schauen und da konnte ich es nicht fassen, der Kaktus blühte! Zum Muttertag! Sprachlos vor Glück weinte ich. Welche Liebe konnte Kay mir aus seinem Himmel zukommen lassen! Der Kaktus blühte, wie schon so oft im letzten Jahr, völlig *„außerplanmäßig"* am 11. Mai 2015.

Während ich noch still dastand und mein Glück immer noch nicht fassen konnte, flog ein kleiner Vogel aus meiner Duftpelargonie. Verwundert schaute ich nach der Pflanze, hob einen Pflanzentrieb an und da sah ich es: Ein winziges Vogelnest mit sieben Gelegen. Ich konnte es nicht fassen! Erst der Kaktus und jetzt auch noch ein Vogelnest in der Pflanze meiner verstorbenen Mutti. Ich wurde reich beschenkt von meinen Lieben im Himmel. Die Nähe von beiden in diesem Augenblick so intensiv zu spüren ist unbeschreiblich. Ich war sprachlos und nun liefen die Tränen vor Dankbarkeit und Freude.

Jede Woche schaute ich nach, wie sich die kleinen Vögel entwickelten. Nachdem sie geschlüpft waren, erstaunte es mich, wie schnell sie Federn bekamen. An einem warmen Sonntagnachmittag saß ich mit Jenny auf der Terrasse und wir beobachteten, wie die beiden Vogeleltern hin- und herflogen, um die Kleinen zu füttern. Da sahen wir, dass es Rotkehlchen waren. Jenny schaute sofort im Internet nach, was über die Rotkehlchen geschrieben wurde.

In der schamanischen Erklärung ist das Rotkehlchen ein Krafttier, das immer dann zu den Menschen kommt, wenn es gilt, einen großen Trennungsschmerz zu verarbeiten. Der Gesang des Rotkehlchens soll die Trauernden trösten und erfreuen. Was für eine Bedeutung! Rotkehlchen auf dem Balkon im Blumentopf meiner Mutter! Es war wunderschön und wir konnten unser Glück nicht fassen, dass ausgerechnet Rotkehlchen diesen Platz eingenommen hatten. Diese liebevollen Zeichen aus dem Himmel gaben uns Kraft und Trost. Und wir übten uns darin, einen traurigen Gedanken in einen freudigen zu verwandeln.

Es war niedlich, als die kleinen Piepmätze aus dem Nest flogen. Zunächst einmal nur zur Übung und sie *„landeten"* in unserem Schlafzimmer. Ich hörte ein lautes Piepen. Es war anders als vorher. Also ging ich diesem Piepen nach und da es nicht vom Balkon kam, ging ich ins Schlafzimmer und da landeten zwei Rotkehlchen auf der Fensterbank, die sich nicht getrauten, von drinnen nach draußen zu fliegen. Also nahm ich eine Schaufel, setzte sie drauf und schon waren sie wieder in ihrem Nest. Als ich abends nach Hause kam, hörte ich wieder ein lautes Piepen und als ich im Schlafzimmer nachsah, saß ein kleiner Vogel auf meinem Bettvorleger. Er hatte sich am Vormittag wohl unter dem Bett versteckt und nun wollte er natürlich nach draußen. Kaum war er an der frischen Luft, kam die Vogelmama angeflogen, um ihm Futter in den Schnabel zu stecken, dann flog sie sofort weg.

Es war wunderschön, dass sich drei kleine Vögel in unser Zimmer verirrten. Es war symbolisch für mich, dass unsere Kinder nun alle drei das *„Nest"* verlassen hatten und Kay sogar gleich in den Himmel gegangen ist.

Ich sagte immer zu meinen Kindern, dass sie ihren Weg gehen dürfen und sollen, auch wenn es mich schmerzt, wenn sie weit weg sind und wir vielleicht nicht so oft Kontakt haben. Es ist gut, dass sie ihr Leben selbst und eigenständig gestalten und das tun, was sie glücklich macht.

Nach allem, was ich nun berichtet habe, können viele Leser mich vielleicht verstehen und nachvollziehen, wenn ich glaube, dass dieser Weg Kays Weg war. Er hatte hier auf der Erde so viel Gutes getan. Mein Hausarzt hatte mir relativ schnell nach Kays Unfall gesagt, dass er in seiner seelischen Entwicklung so weit gewesen sei, dass es hier auf der Erde für ihn nichts mehr zu erledigen gab. Deshalb hätte er diesen Weg wählen können. Aber es war mit Sicherheit keine bewusste Entscheidung von Kay, die Erde mit dem Himmel zu tauschen, dafür lebte er viel zu gern und bewusst.

Auch wenn mein Herz weint und die Trauer in Schüben kommt und mich in diesen Momenten mitreißt, soll mein Kind glücklich sein. Alles andere ist zweitrangig. Es ist ein wundervolles Geschenk für mich, dass ich nun diese intensive Verbindung in den Himmel spüre, dass Wunder geschehen können und ich mit meinem Kind kommunizieren kann. Das ist das größte Geschenk des Himmels, das ich bekommen konnte.

Ich werde erst aufhören dich zu lieben,
wenn ein Maler den Klang
einer fallenden Rose malen kann.
Unbekannt

Unterstützung von Kay

... unsichtbar und doch sichtbar?

Wie ich schon am Anfang erzählte, hatte ich sehr schnell nach Kays Tod den Impuls, ein Buch über alles Erlebte zu schreiben. Es war nichts *„normal"*, wenn man vom Tod seines Kindes und eines so jungen Menschen, überhaupt von *„normal"* sprechen kann. Am selben Abend des Unfalls erfuhren wir von den Vorzeichen; die Botschaften, Zeichen und Wunder veranlassten mich, auch andere Trauernde zu motivieren, aufmerksam und offen für die Zeichen ihrer lieben Verstorbenen zu sein. Auch wenn ich diesen Entschluss relativ früh fasste, brauchte er Zeit zur Umsetzung. Zunächst musste ich selbst den Boden unter den Füßen spüren, der uns weggerissen worden war. Ich wusste, dass ich zum richtigen Zeitpunkt einen Impuls bekommen würde, um mit dem Schreiben zu beginnen. Diesen erhielt ich am 24. März 2015, als ich die Nachricht vom Flugzeugabsturz der Germanwings in den französischen Alpen im Radio hörte. 144 Menschen wurden in den Tod gerissen. Die Nachricht erschütterte mich so sehr, dass ich sofort den unbändigen Schmerz fühlte und dieses tiefe schwarze Loch vor mir sah, in das wir stürzten, als wir von Kays Tod erfuhren. Ich sah die vielen Eltern und Angehörigen der Passagiere, wie sie zum Flughafen kamen, um ihre Liebsten abzuholen und an der Informationstafel sahen, dass das Flugzeug nicht gelandet war. Unvorstellbar, welche geballte Ladung an Schmerz, Fassungslosigkeit und Tränen auf alle Beteiligten zukam.

Ich weinte den ganzen Tag. Ich konnte mich dem Schmerz nicht entziehen, dem die Angehörigen, Freunde und Bekannten nun genauso hilflos ausgeliefert waren wie wir, vor fast genau einem Jahr, am 30. März 2014.

Und nun stand für mich fest, dass der Zeitpunkt gekommen war mit dem Buch zu beginnen.

... ich wollte anderen Menschen in ihrem Leid beistehen und ihnen das Seil zeigen, dass sich am Abgrund befindet, auch wenn es in den ersten Momenten weder zu sehen noch zu erahnen ist.

Eines Abends saßen meine Töchter und ich zusammen und Nina hatte schon ein Blatt Papier zur Hand. Wir erstellten zusammen einen Grundriss, um alles, was im Buch stehen sollte, festzuhalten. Im vergangenen Jahr hatte ich im Vorfeld Notizen gemacht, damit ich auch nicht vergaß, was wir alles erlebt hatten. Es kamen noch viele Gedanken hinzu. Jeder hatte die Trauer unterschiedlich erlebt. Wir als Eltern, und doch getrennt als Vater und Mutter, und die Schwestern.

Ich war jetzt bereit mich dieser Aufgabe zu stellen. Ich durfte in diesen besonderen Wochen und Monaten des Schreibens Zeichen und Hinweise von Kay und allen Engeln erleben, die kräftig dabei halfen, dass ich den nötigen Mut und die Kraft hatte, das Buch zu vollenden. In dieser Zeit des Schreibens war ich zutiefst berührt, als ich im Internet auf das Tagebuch eines jungen elfjährigen Mädchens aufmerksam wurde. Sie hatte zum Tod ihrer älteren Schwester, die bei dem Flugzeugabsturz am 24. März 2015 ums Leben kam, ihre Gedanken aufgeschrieben. Diese Gedanken ließen die Eltern im Format eines kleinen Pixie-Buches drucken. Es war für mich kein Zufall, auf dieses Büchlein aufmerksam zu werden.

Im Juni 2015 nahm ich einige Wochen Urlaub und es konnte losgehen.

An einem Abend, es war gegen 21 Uhr, hatte ich gerade mein Kapitel *„Vorzeichen"* beendet. Ich saß neben dem geöffneten Fenster und es wurde mir zu kühl. Also stand ich auf, um das Fenster zu schließen. In diesem Moment kam im Garten ein kleiner Fuchs auf unsere Terrasse zu, drehte sich um und verschwand im Nachbargarten. Dort drehte er auch seine Runde, um dann im angrenzenden Wald zu verschwinden. Ich hätte ihn gerne fotografiert, doch es ging alles viel zu schnell. Ich spürte, dass Kay mich in meiner Arbeit unterstützte und mir diesen kleinen Fuchs geschickt hatte, denn er wusste um die Bedeutung von Füchsen – sie bringen Grüße.

In diesem Moment wurde ich an einen Geburtstag von mir erinnert. An diesem herrlich warmen Sommerabend saßen wir bis Mitternacht auf der Terrasse, als Kay plötzlich aufstand und meinte, dass wohl eine Katze oder ein Hase unter unserem Ahornbusch saß. Plötzlich erkannte er einen kleinen Fuchs. Sofort lief er nach oben in sein Zimmer, um eine Taschenlampe zu holen. Er leuchtete in den Garten und entdeckte nochmals diesen kleinen Fuchs und war völlig begeistert, dass uns an diesem Abend nun auch noch ein lieber kleiner Gast in unserem Garten besuchte. Kay liebte Füchse genauso wie ich und immer wenn wir einen sahen, dachten wir an diese *„Grüße"*.

Während des Schreibens hatte ich immer wieder intensive Träume und an einen Traum erinnere ich mich noch genau. Ich träumte, dass ich in einer großen Menschenansammlung stand und plötzlich kam ein Junge zu mir. Er umarmte mich und ich konnte sein Gesicht nicht sehen, weil er sich eng an mich drückte. Ich hielt in fest und überlegte, wer er sein könnte. Ich kannte keinen Jungen, der mich so intensiv umarmt hätte. Plötzlich sagte er: *„Mom, es war schön bei dir, wie immer. Aber jetzt gehe ich wieder."* Ich wachte auf und spürte noch intensiv die Umarmung.

Mein Kind war bei mir gewesen. Ich war unendlich glücklich.

Als ich mir zum Frühstück Cappuccino zubereitete, waren in den Tassen im Milchschaum ein kleines Doppelherz und anschließend Engelsflügel zu sehen – ich hatte keine Schablonen verwendet! Für mich unvergessliche Momente, mein Kind so intensiv zu erleben und zu spüren. Es war Samstag, der 27. Juni 2015.

Ein wunderbares Geschenk wurde mir noch an meinem Geburtstag, dem 1. Juli gemacht. Es war ein heißer Tag und ich war schon früh morgens im Garten, um die Pflanzen zu wässern. Als ich auf den Balkon kam, sah ich meinen *„Wunderkaktus"* mit einer wunderschönen Blüte – ich war sprachlos vor Glück. Ich spürte in diesem Moment mein Kind, das mir ein Wunder, dieses Mal zu meinem Geburtstag, zum Geschenk gemacht hatte. Mir liefen die Tränen vor Freude, vor Dankbarkeit und Liebe. Wie sehr liebte mich mein Sohn, dass es ihm immer wieder ein Bedürfnis war, mich zu überraschen und glücklich zu machen.

Glück – was bedeutet Glück?

Viele Dichter und Texter haben Glück beschrieben und ich kann es als Wimpernschlag der Ewigkeit bezeichnen. Wenn sich ein Gedanke, ein kleines Bild, ein Schmetterling, ein Eichhörnchen, ein kleiner Fuchs, ein Blatt im Wind oder eine Feder vor meinen Füßen zeigt, sehe ich darin die Anwesenheit Gottes, des Himmels und somit auch die spürbare Gegenwart von Kay. Er ist bei uns, er begleitet uns, gibt uns Antworten auf Fragen, Hinweise und Wegweiser, damit wir unseren Weg aus der Trauer zurück ins Leben finden. Sein Weitblick im Himmel aus der Adlerperspektive ist sein Geschenk an uns.

Ich habe für mich ein wunderschönes Morgenritual gefunden,

das mich durch den Tag begleitet. Ich stelle mich hin, schließe die Augen und stelle mir vor, dass Kay vor mir steht, wie wir uns jeden Morgen verabschiedet haben. Dann spüre ich seine Arme, höre seine Stimme und ich begrüße und verabschiede ihn mit den Worten: *„Für heute wünsche ich Dir einen außergewöhnlich schönen Tag und ich freue mich, wenn Du mir heute Abend davon berichtest."* Dieses Ritual tröstet mich unendlich, ich weiß, dass er bei uns ist. Wir können es jeden Augenblick spüren, wenn wir offen sind für die Zeichen, die er uns senden kann. Und in dieser wunderschönen Verbindung beginne ich meinen Tag. Mit allem, was er an Freude, Arbeit und Aufgaben mit sich bringt. Ich gehe meinen Weg in diesem Frieden und im Vertrauen in alle himmlischen Mächte. Ich weiß mich gehalten, beschützt und begleitet. Oftmals werde ich gefragt, woher ich diese Kraft, dieses positive Denken und die Ausstrahlung bekomme, obwohl ich das Wertvollste in meinem Leben hergeben musste – eines meiner Kinder. Ich gebe zur Antwort:

Aus dem Himmel.

Wenn etwas uns fortgenommen wird,
womit wir tief und wunderbar zusammenhängen,
so ist viel von uns selber mit fortgenommen.

Gott aber will, dass wir uns wiederfinden –
reicher um alles Verlorene und vermehrt um
jenen unendlichen Schmerz.

Rainer Maria Rilke

Auf dem Bergweg

... täglich dem Ziel näher...

Und nun legen wir eine Rast ein.

... ein unglaublich trauriger, beschwerlicher und tränenreicher Weg liegt hinter uns. Er hat uns viel Mut und Kraft gekostet. Doch wir durften, nach einem fast nicht enden wollenden Entlangtasten am Seil, endlich wieder Boden unter unseren Füßen spüren. Auch wenn es ein holpriger und steiniger Weg mit Wurzeln und Dornen war, die sich schmerzhaft in unsere Herzen bohrten, führt uns dieser Weg aus der Trauer zurück in unser Leben.

Es werden sicherlich immer wieder Tage kommen, an denen es schwer und traurig ist. Das wissen wir und das erlebten wir in den letzten zwei Jahren täglich. Die Trauer hat uns gezeichnet, wir haben uns verändert. In dieser Veränderung sehen wir auch wieder die sonnigen Seiten des Lebens. Wir können sie als Geschenk annehmen, denn wir haben gelernt, dass nichts selbstverständlich ist. Die Trauerarbeit hat uns stark werden lassen, sodass wir Verantwortung für unser eigenes Leben übernehmen konnten. Jedoch musste jeder von uns seinen eigenen Weg durch die Trauer finden. Es gibt weder Gebrauchsanweisungen noch Wegweiser, auch keinen Kompass, der angeben könnte, wann das Ziel erreicht sein wird. Jeder darf und muss sich seine eigene Zeit nehmen, die benötigt wird, um sich aus der Dunkelheit der Trauer ans Licht der Hoffnung zu kämpfen.

Doch ich wünsche Dir und mir, dass wir immer besser mit unserer Trauer umgehen können und dass wir trotzdem auch die vielen schönen Seiten des Lebens erkennen und wahrnehmen. Es ist gut, wenn wir in der letzten Phase unserer Trauer ankommen. Dann dürfen unsere lieben Verstorbenen einen besonderen Platz in unseren Herzen einnehmen und wir können Freude in unserem eigenen Leben empfinden. Frieden zieht in unserer Seele ein. Unser neues Leben ist willkommen und wir können damit beginnen, Pläne zu schmieden. Wir dürfen uns von unseren Lieben im Himmel unterstützt und begleitet wissen. Sie geben uns wunderbare Impulse, damit wir in der Dunkelheit die Sterne sehen, die uns unseren Weg beleuchten. Ich wünsche uns allen viel Geduld mit uns selbst und ein sicheres Ankommen in unserem neuen Leben, das trotz allem Freude und alle Segnungen des Himmels für uns bereithält. Wir freuen uns, in der Hoffnung unseres christlichen Glaubens, heute schon riesig auf den Tag, an dem wir unseren geliebten Kay in geistiger Form wieder in die Arme schließen dürfen.

Beim Loslassen geht es nicht um den Mut,
die Vergangenheit hinter sich zu lassen.
Es geht um die Weisheit,
die Gegenwart willkommen zu heißen.
Weine. Vergebe. Lerne. Geh weiter.
Lass deine Tränen die Samen
deines künftigen Glücks bewässern.
Steve Maraboli

Epilog

… danke für unseren gemeinsamen Weg.

Gerne möchte ich mit den Gedanken für meinen Sohn Kay enden, die ich am 10. Mai 2014 in meiner Homepage zum Muttertag veröffentlicht hatte:

Muttertag – ein Tag, an dem ich meinem Kind danke,
dass es als Geschenk des Himmels zu mir kam und ich nun unendlich traurig bin, dass Du als ein Geschenk an den Himmel so früh gehen musstest.
Ich danke DIR von Herzen

- *für Deine Liebe, die Du uns so großzügig geschenkt hast,*
- *für Deine Geduld, wenn ich mal wieder nicht gleich verstanden habe, wie das Leben auch funktionieren kann,*
- *für Deine Hilfsbereitschaft uns und anderen Menschen gegenüber,*
- *für Deine Umsicht, wenn es galt, Hilfe zu leisten,*
- *für Deinen unermüdlichen Einsatz, Gutes zu tun,*
- *für Deine Barmherzigkeit gegenüber Schwächeren.*

DANKE, dass ich Deine Mom sein durfte –
mein geliebtes Kind KAY.

Und diesen Dank gebe ich an meine beiden wundervollen Töchter Jenny und Nina weiter. Jeder Tag ist es wert, dass ich weiterlebe. Ja, ich habe mich für das Leben entschieden, obwohl ich in tieftraurigen Momenten das Gefühl hatte, dass es für MICH besser wäre zu gehen. Durch euch konnte ich wieder den Weg ins Leben finden. Ich weiß, dass auch ihr lernen musstet, euer Leben anzunehmen und nicht einfach zu verschwinden in diesen neuen Himmel, in dem wir Kay treffen wollen. Ich danke euch, meinen Kindern, dass wir gemeinsam durch das tiefe Tal der Trauer auf einem neuen Weg angekommen sind. Er führt uns zum Gipfelkreuz, zu unserem gemeinsamen Ziel. Euer Dad ist auch dabei. Manchmal haben wir gedacht, wir hätten uns verloren, in unserer eigenen Tiefe der Trauer. Aber er ist tapfer SEINEN Weg gegangen. Oftmals völlig konträr zu meiner und unserer Trauer. Aber er hat gelitten, ums Überleben gekämpft und ist genauso gestrandet wie ich. Auch er musste die Untiefen des Meeres erleben und oftmals hat es geholfen *„Toter Mann"* auf den Wellen der Trauer zu spielen, um überleben zu können. Und doch haben wir alle den Mut gefasst, den Berg zu erklimmen – Schritt für Schritt – Trauerphase um Trauerphase.

... nach einem unglaublich anstrengenden Festhalten am Seil, das uns über diesen gähnenden Abgrund der Trauer geführt hat, sind wir nun endlich alle zusammen auf unserem gemeinsamen Weg.

Kay ist und war immer in unserer Mitte. Fühlbar und sichtbar! Die Erinnerung an ihn verblasst nicht, weil wir immer über ihn sprechen, weil er zu uns gehört! Die Angst, ihn irgendwann zu vergessen, irgendwann nicht mehr zu wissen, wie er gelacht, gesprochen und gedacht hat, ist unbegründet. Auch jetzt, zwei Jahre nach seinem Tod, ist er präsent und nah bei uns. In Gedanken, Gefühlen, Taten und wundervollen Zeichen. Dass er immer ein Teil von uns ist und sein wird, ist ein Versprechen und ein Vermächtnis an Kay und uns selbst, dass wir ihn NIEMALS vergessen und ihn EWIG lieben werden. In der Liebe vereint – Kayli – du dort in Deinem Himmel und wir hier – noch auf der

Erde – aber immer den Himmel berührend. Und trotzdem werden diese Momente kommen, in denen wir dich unendlich und schmerzlich vermissen. Aber wir haben uns dazu entschlossen, geduldig auf diesen einzigen und wunderbaren Tag, an dem wir DICH alle wiedersehen dürfen, zu warten. Wir lassen aus allen Erfahrungen etwas Gutes entstehen und wissen, dass DU uns in allem unterstützt. Bis dahin – in ewiger Liebe und Vorfreude auf ein Wiedersehen. Pass auf Dich auf ‚mein Liebling'.

Wir freuen uns so auf Dich – geliebter Sohn, Bruder, Enkel, Neffe, Cousin und Freund

Kay Nicolas Bohnert

In einem neuen Licht wird deine Liebe wärmend uns umgeben
und aus der Ferne in uns weiterleben.

Mein Dank

... weil nichts selbstverständlich ist.

Ich bedanke mich herzlich bei meinem Mann Andreas sowie meinen Töchtern Jenny und Nina für alle Unterstützung, durch die ich unsere Geschichte als Buch aufschreiben konnte.

Herzlichen Dank an meine Geschwister und unsere Familien. Ohne euch hätten wir es nicht so gut geschafft, diese schwere Zeit zu überleben.

Wir bedanken uns von ganzem Herzen bei den Unfallzeugen, die sofort nach dem Unfall für Kay da waren und auf ihn aufpassten, bis der Notarzt eintraf, damit noch Schlimmeres verhütet werden konnte.

Ein besonderer Dank gilt auch allen Rettungs- und Einsatzkräften, die sofort nach dem Unfall eintrafen und ihre psychisch sehr belastende Arbeit verrichteten. An einem „Gottesdienst zum Gedenken aller Unfallopfer des Jahres 2014" und zum Dank an alle Rettungskräfte, die unermüdlich im Einsatz waren, nahmen wir am 20. März 2015 teil. Es wurde in diesem Gottesdienst besonders erwähnt, welche enormen Belastungen diese Menschen im Angesicht des Todes von so vielen Unfallopfern, aushalten müssen. Deshalb auch an dieser Stelle nochmals einen von Herzen kommenden Dank von unserer Familie an alle Helfer.

Einen herzlichen und besonderen Dank unserer lieben Freundin Sarah Furrer für die Korrektur und Lektoren-Arbeit. Unermüdlich unterstützte sie mich in der Vollendung dieses Buches und es wurde auch für sie zu einem Herzensanliegen.

Ich bedanke mich herzlich bei meinem lieben Jugendfreund Charly Kraft für die wertvollen Tipps und weiterführenden Gedanken. Durch Dich konnte ich das Buch zur Vollendung bringen.

Einen besonderen Herzensdank möchte ich einer liebe Freundin – Nadine Plocher – aussprechen. Weil die Geschichte von Kay sie so berührte, wurde die Gestaltung des Buchs für sie zu einer Herzensangelegenheit und für uns wurde es zu einem *„sichtbaren Juwel"*.

Mein Dank gilt auch meinem lieben Freund Rüdiger Husemeyer. Er übernahm die Druckarbeiten und erst durch ihn können wir dieses Buch in den Händen halten.

Danke an alle meine Freunde, die mich immer wieder darin motiviert und unterstützt haben, mir selbst die nötige Zeit zu geben, um dieses Buch veröffentlichen zu können.

Und einen allumfassenden Dank möchte ich in den Himmel abgeben. DANKE – für die Führung, dass ich und wir beschützt, behütet, getragen und begleitet wurden. Das Gefühl, nach allem Durchlebten wieder stehen zu können, ist unbeschreiblich. Ich bin zutiefst dankbar, dass ich mit neuem Lebensmut in mein neues und verändertes Leben gehen kann. Ich werde das Beste daraus machen. Dies ist mein Versprechen an mich, an meine Familie und besonders an meinen Sohn ***Kay Nicolas Bohnert***.

Nichts ist und nichts war selbstverständlich!

Die Brücke der Trauer

Lange stand ich vor der schmalen Holzbrücke,
die sich mit ihrem sanften Bogen spiegelte.
Es war eine Brücke zum Hin- und Hergehen,
hinüber und herüber. Einfach so,
des Gehens wegen und der Spiegelungen.

Die Trauer ist ein Gang hinüber und herüber.
Hinüber, dorthin, wo man mit ihm war.
Alle die Jahre des gemeinsamen Lebens.

Und dieses Hin- und Hergehen ist wichtig.
Denn da ist etwas abgerissen.
Die Erinnerung fügt es zusammen, immer wieder.
Da ist etwas verloren gegangen.
Die Erinnerung sucht es auf und findet es.
Da ist etwas von einem selbst weggegangen.
Man braucht es. Man geht ihm nach.
Man muss es wiedergewinnen, wenn man leben will.

Man muss das Land der Vergangenheit erwandern,
hin und her, bis der Gang über die Brücke
auf einen neuen Weg führt.

Jörg Zink

Literatur

Gast, Ursula und Onnasch, Klaus: Trauern mit Leib und Seele
3. Auflage, Klett-Cotta Verlag, Stuttgart 2015

Jakoby, Bernard: Keine Seele geht verloren
4. Auflage, Rowohlt Taschenbuch Verlag, Reinbeck 2011

Kast, Verena: Trauern - Phasen und Chancen des psychischen Prozesses
11. Auflage, Kreuz Verlag, Stuttgart 1990

Kübler-Ross, Elisabeth: Über den Tod und das Leben danach.
10. Auflage, Silberschnur Verlag, Güllesheim 2002

Voggenhuber, Pascal: Kinder in der Geistigen Welt
3. Auflage, Giger Verlag, CH Altendorf 2013

Voggenhuber, Pascal: Botschafter der unsichtbaren Welt
5. Auflage, Wilhelm Heyne Verlag, München 2012

Whisper von Soul (Pseudonym für jeweils unterschiedliche Autorengruppen Verwaister Eltern): Voll doof tot zu sein, wenn alle traurig sind
3. Auflage, Verlag: Books on Demand, 2015

Die Kurzfassung der Trauerphasen nach Verena Kast finden Sie auch auf meiner Homepage:
www.begleitungundperspektive.de

Trotz intensiver Recherchen konnten nicht alle Verfasser von Zitaten gefunden werden. Ich bin dankbar für jeden Hinweis, um die Zitate zuordnen zu können.

Ohne Verfasser:
Seite 138: Im Garten der Zeit ...
Seite 170: Das Fenster zum Himmel ist die Liebe ...
Seite 181: Das Schönste, was ein Mensch hinterlassen kann ...
Seite 189: Immer, wenn wir von dir erzählen ...
Seite 195: Eine liebe Seele lässt uns etwas da ...
Seite 201: Ich werde erst aufhören dich zu lieben ...
Seite 217: In einem neuen Licht ...

Karlsruhe, Oktober 2016

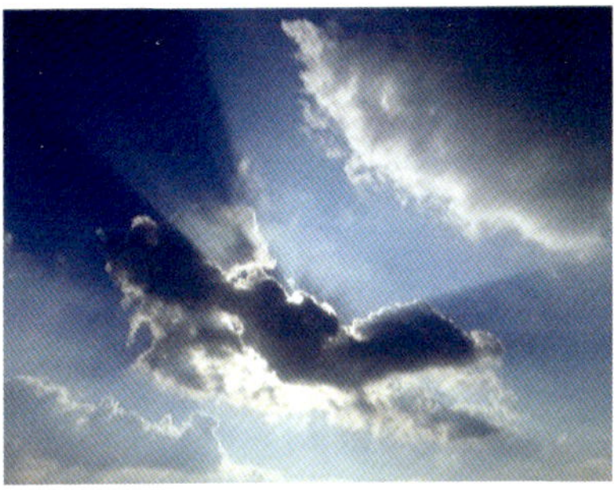

Bild zu meinem Beitrag „Wenn ich wüsste ...“

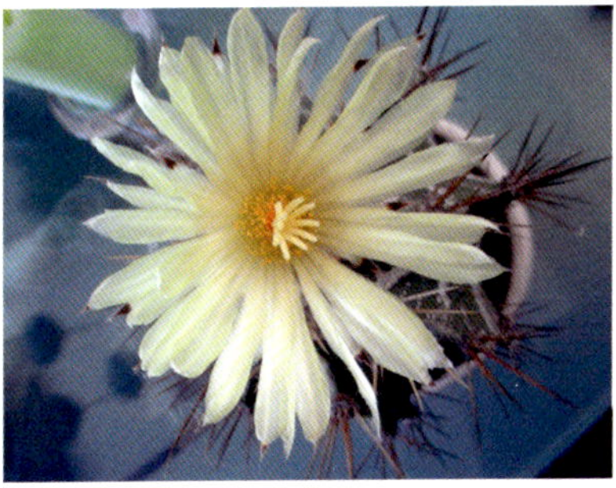

Der blühende Kaktus am 1. April 2014

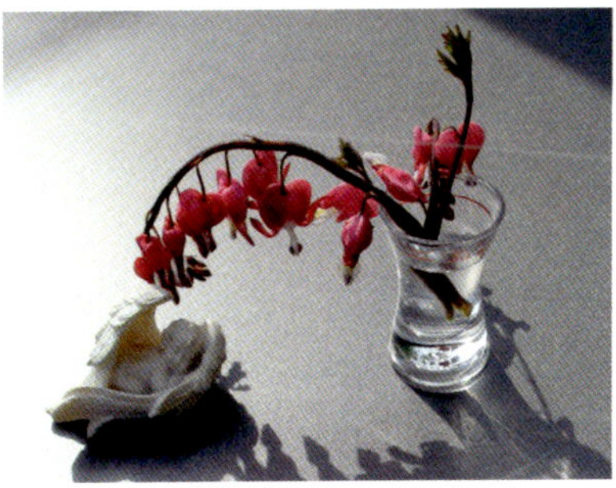

Engel und Tränendes Herz für Kay im Sarg

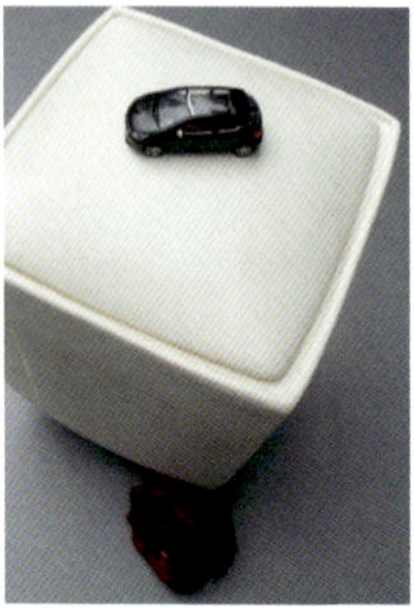
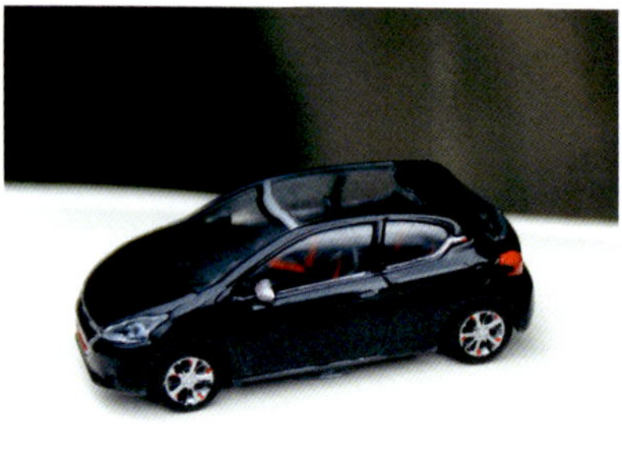

Kays Auto in Miniatur – auf seiner Urne

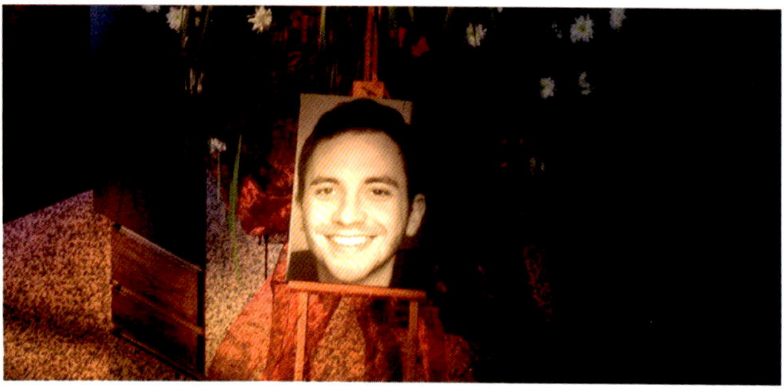

Kays Bild in der Abendsonne

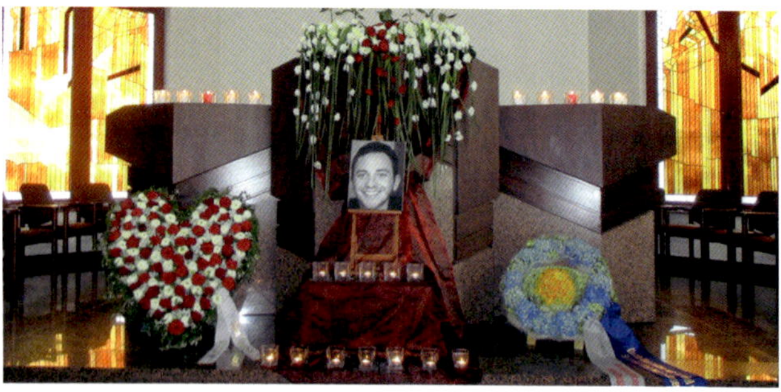

Der Altar in der Kirche beim Trostgottesdienst

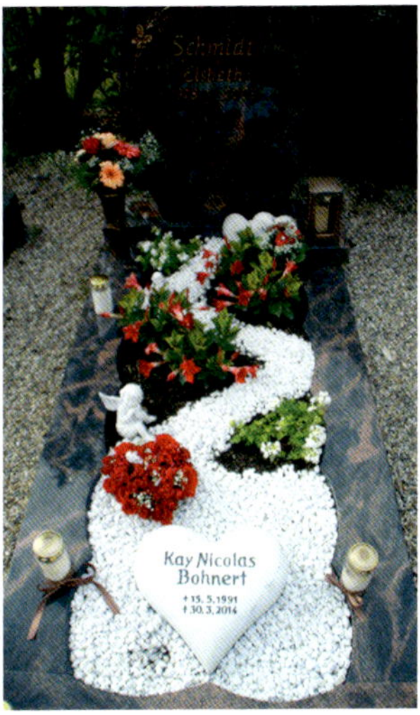

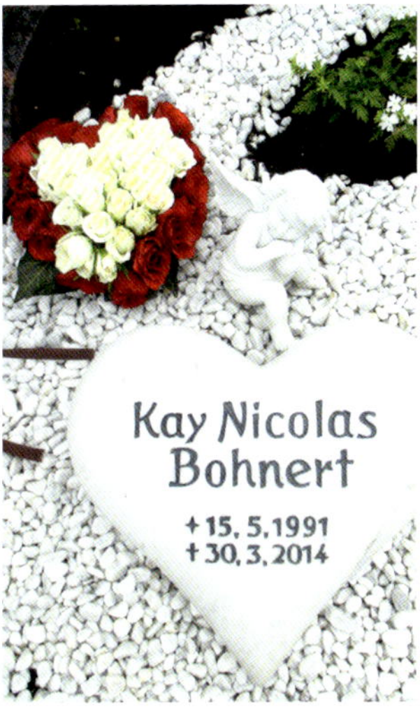

Kays Liebesgedenkstein und das Grab an seinem Geburtstag

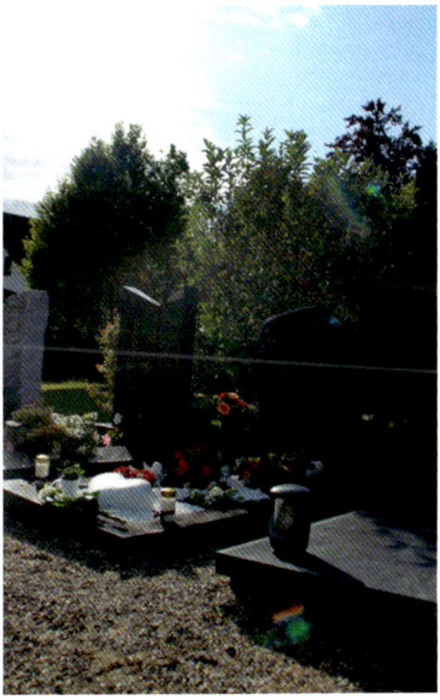

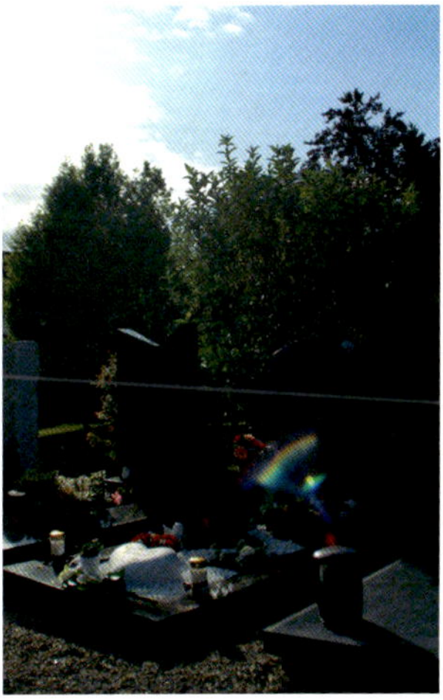

Die Regenbogenfarben an seinem Geburtstag

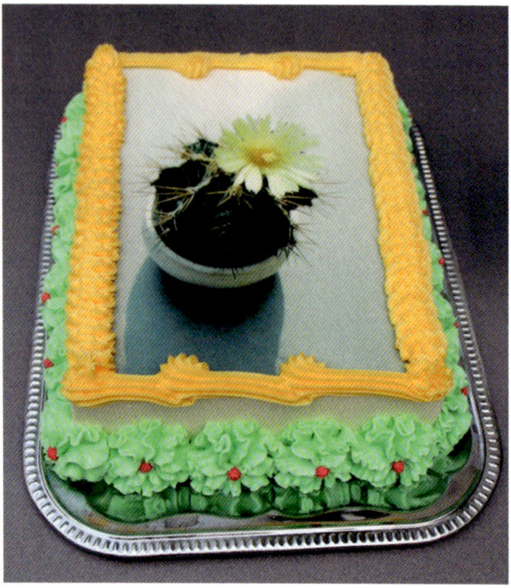

Kays Eistorte

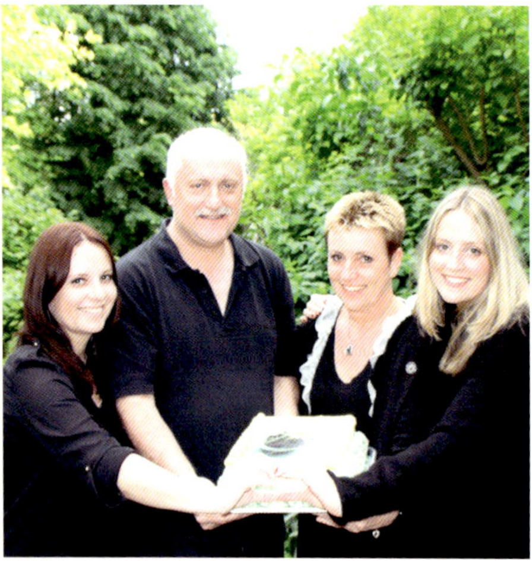

Jenny, Andreas, Christina und Nina

Die Teelichtgläser und der Kaktus

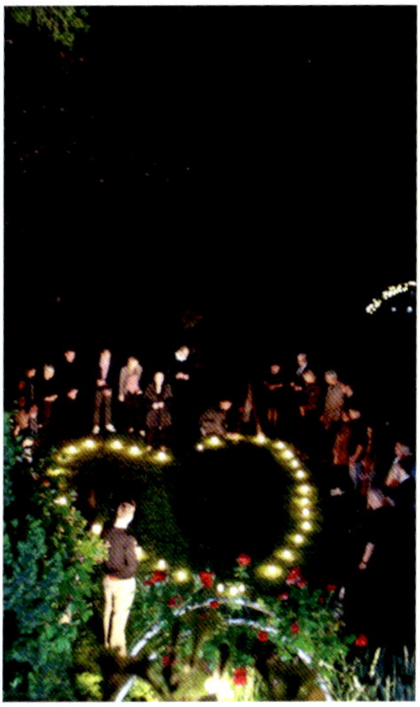

Ein Herz aus Kerzengläsern

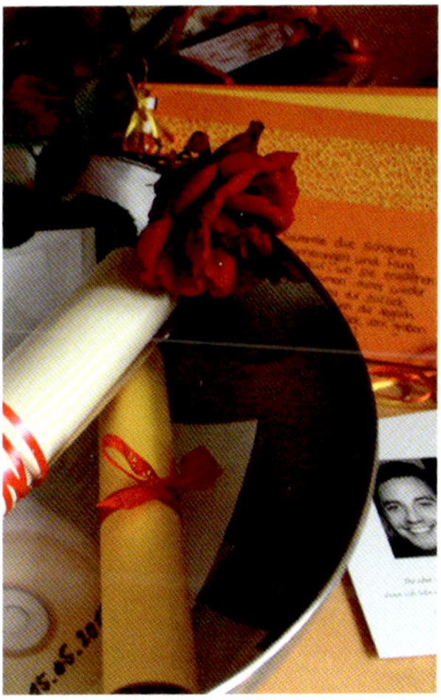

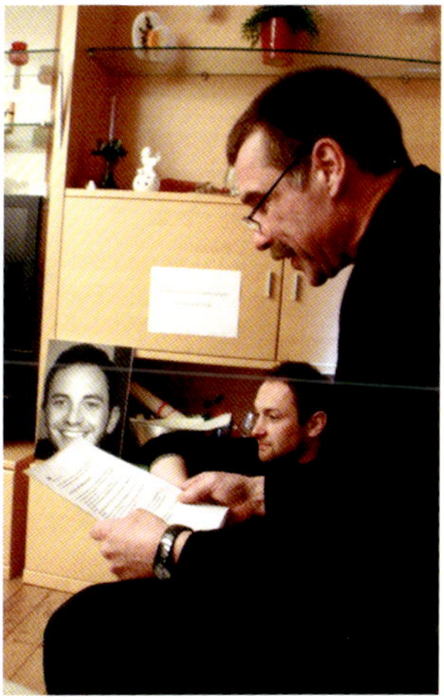

Markus liest die Anekdoten von Kay vor

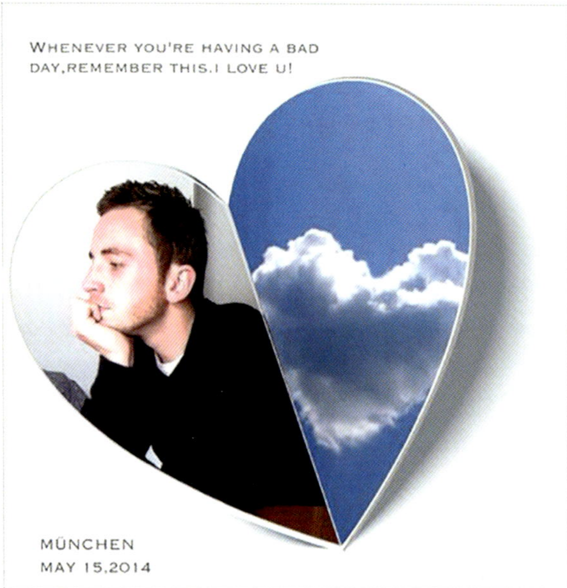
WHENEVER YOU'RE HAVING A BAD DAY,REMEMBER THIS.I LOVE U!
MÜNCHEN
MAY 15,2014

Kay an seinem letzten Wochenende in München

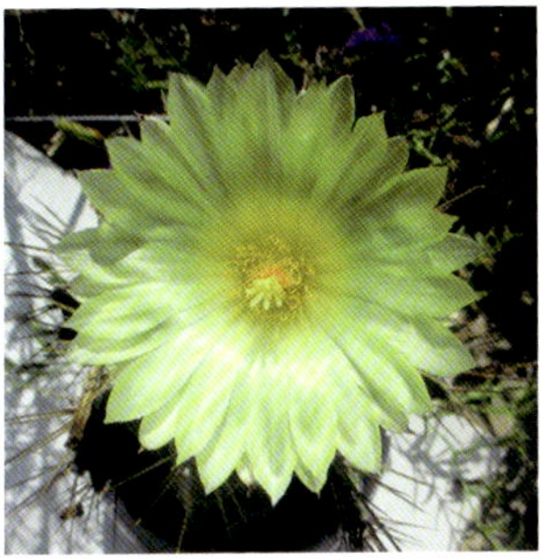

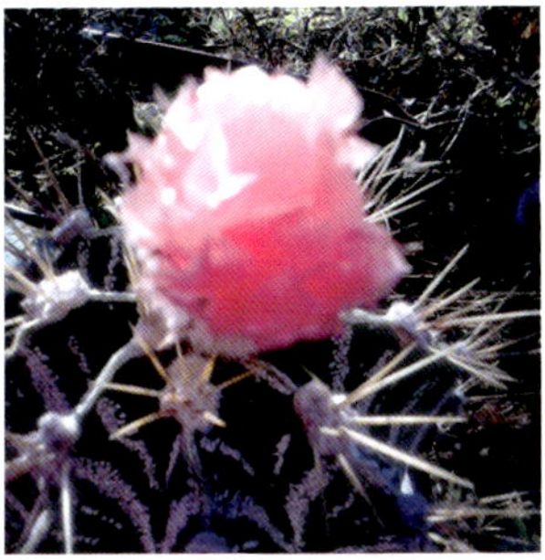

Der blühende Kaktus in gelb und am 17. September 2014 in pink

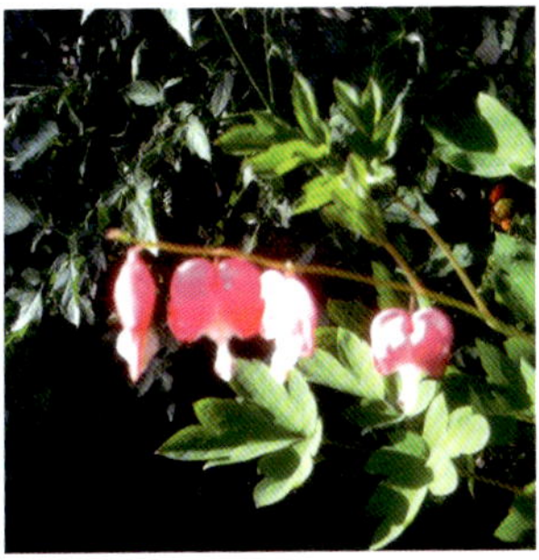

Die vier Tränenden Herzen bei Conny im Garten

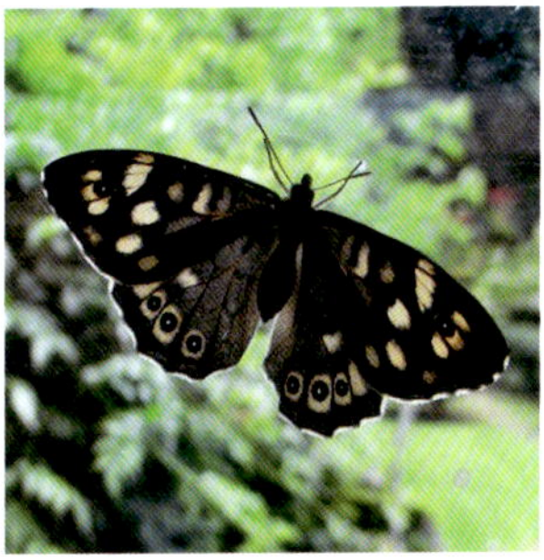

Schillerfalter – Falter des Jahres 2011

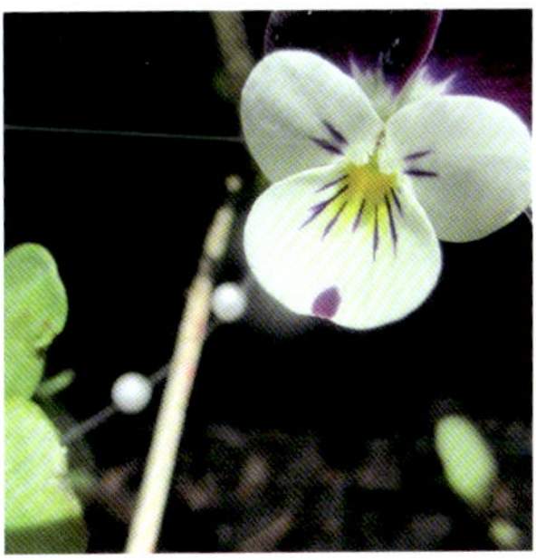

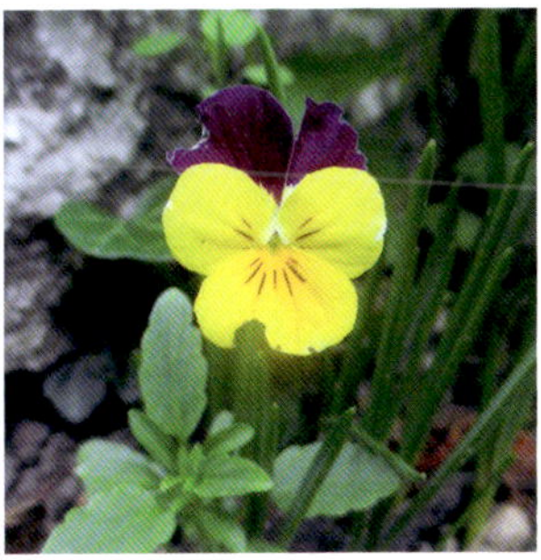

Selbst gesetzte Großmütterchen

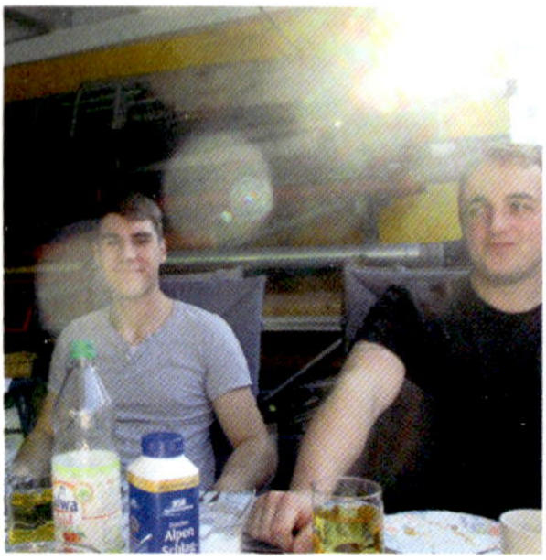

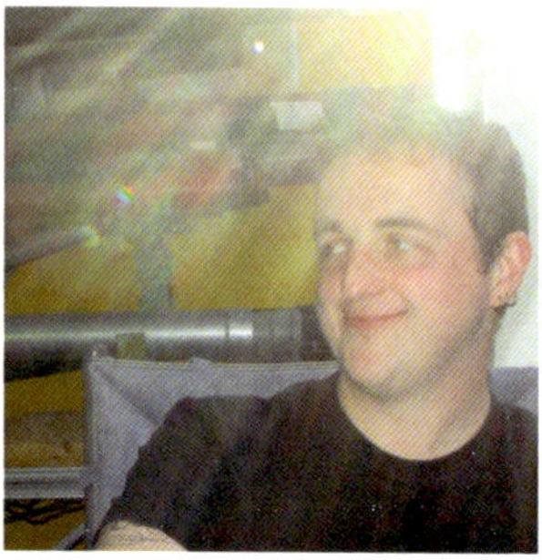

Yves und Marcel – Geburtstagskaffe bei Yves – Lichtkapsel

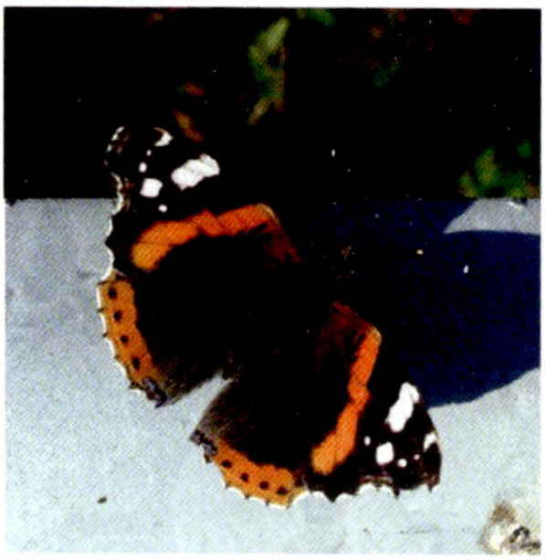

Ninas Monarchfalter 2014

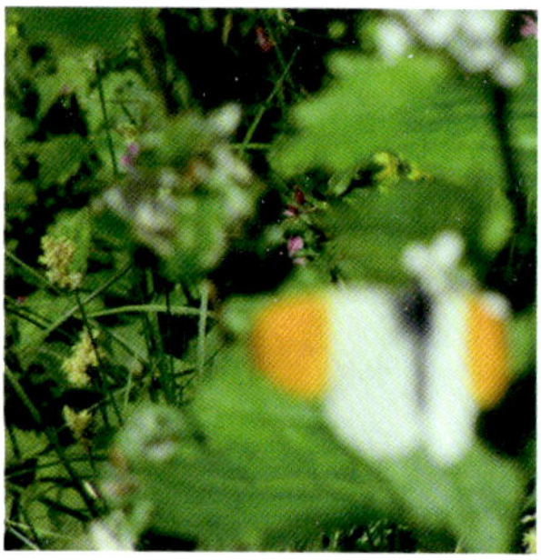

Ein unbekannter Falter an Ostern

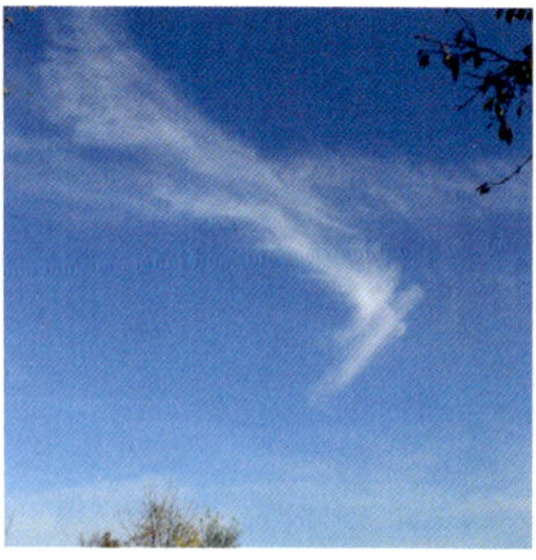

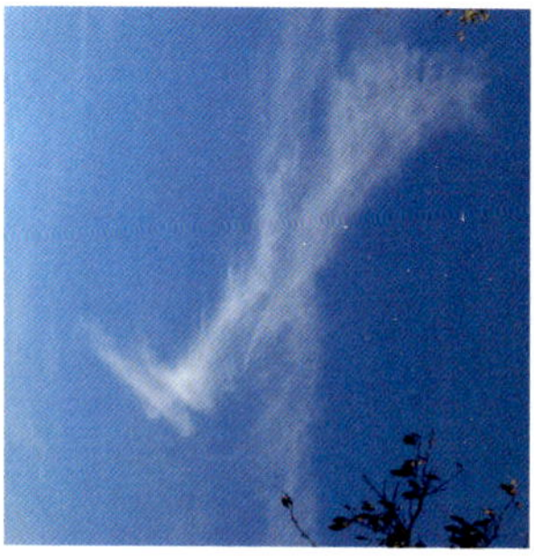

Beim Spaziergang – ein Engel am Himmel – wird zu einem ‚K'

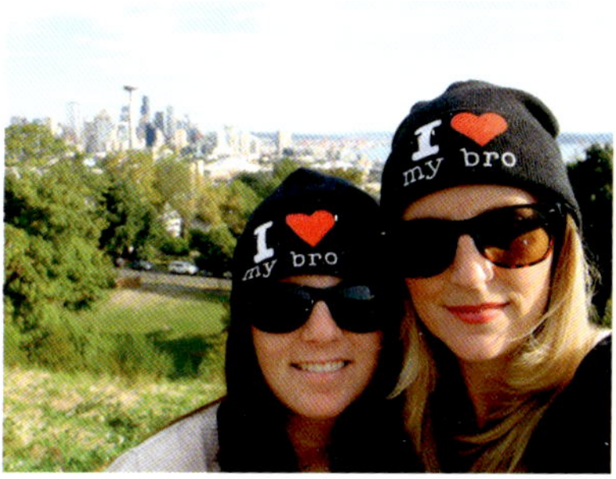

USA-Reise Jenny und Nina

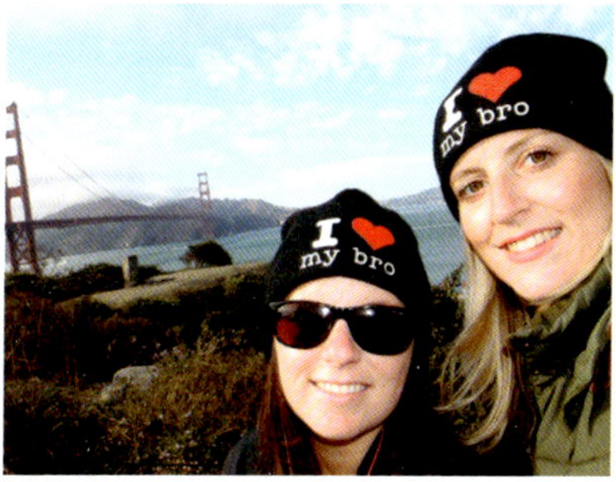

San Francisco

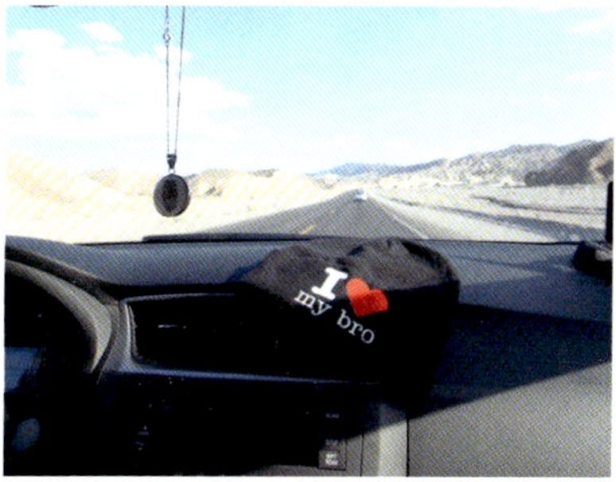

Das Mützchen und Kays Fingerabdruck auf dem Anhänger

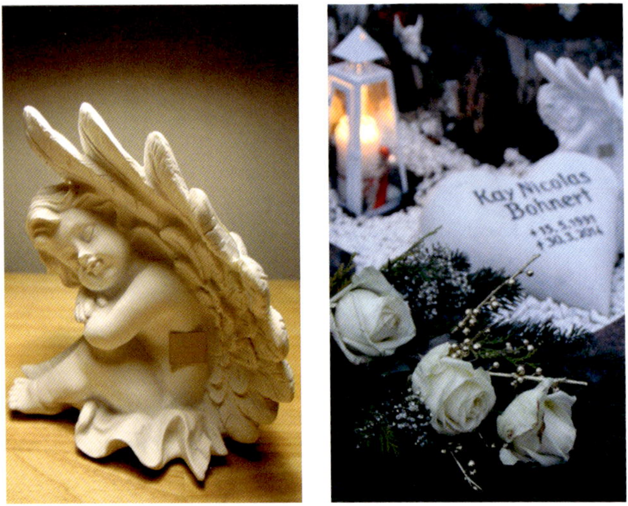

Der Engel für Kay und das Grab am Heiligen Abend 2014

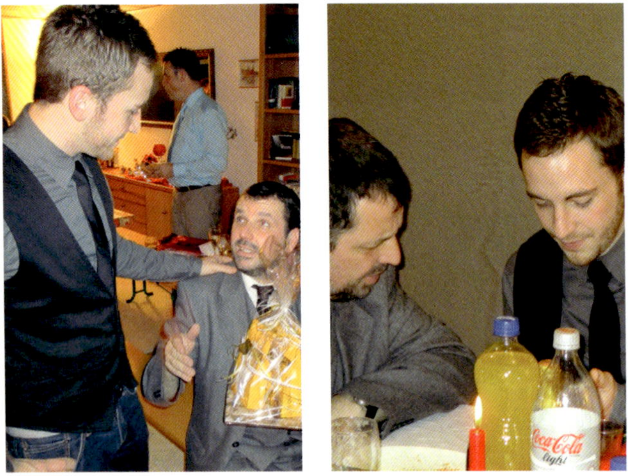

Kay und mein Bruder Andreas, Weihnachten 2013

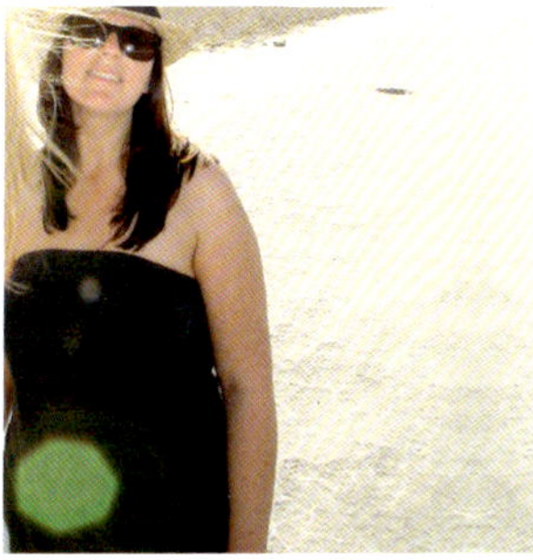

Das Sechseck auf Jennys Bauch

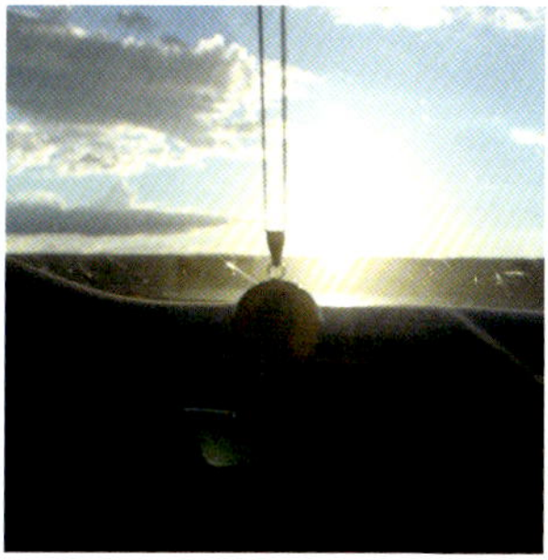

Der Anhänger mit Fingerabdruck von Kay

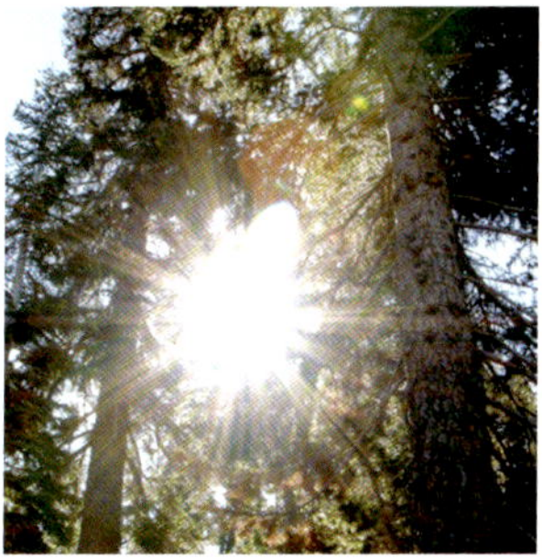

Strahlendes Licht im Baum

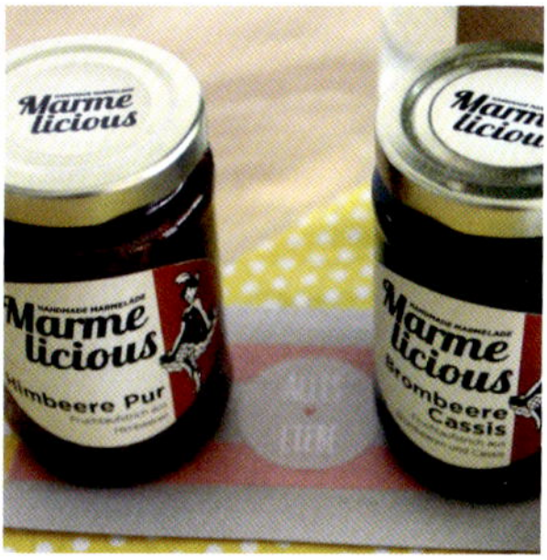

Muttertag 2015

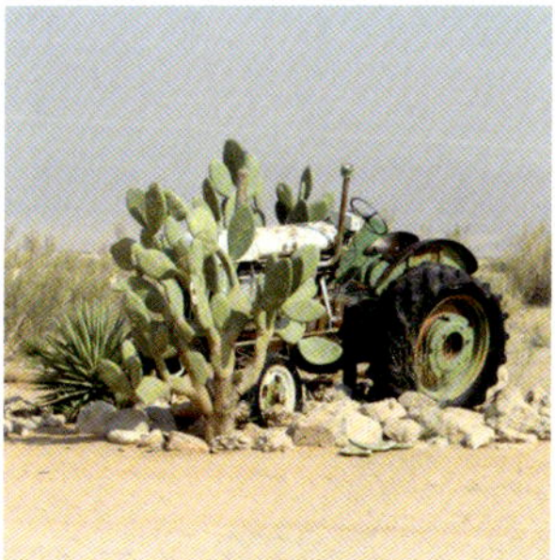

Der Traktor in Namibia

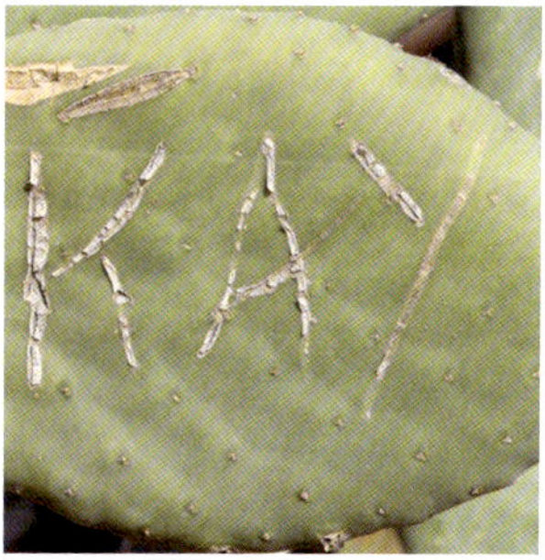

Das Blatt vom Feigenkaktus

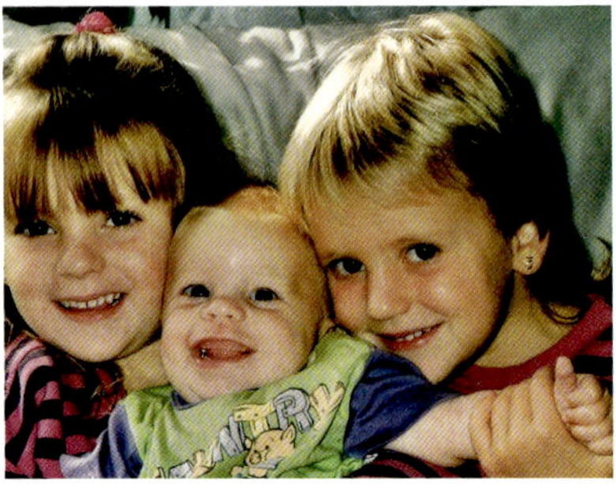

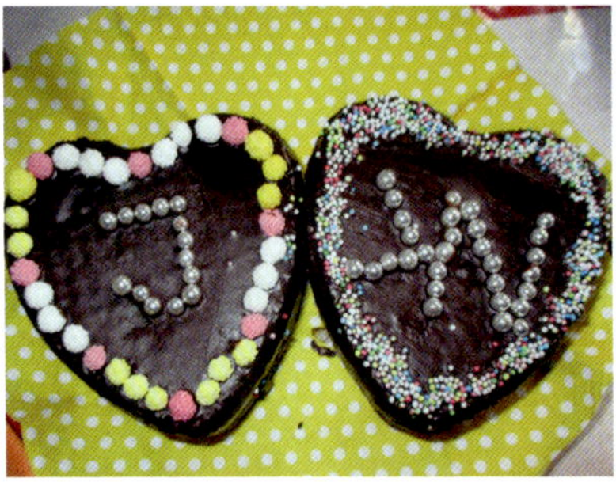

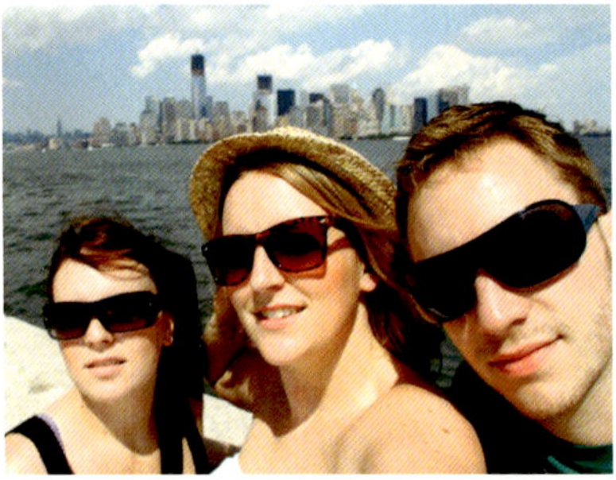

Geschwisterliebe

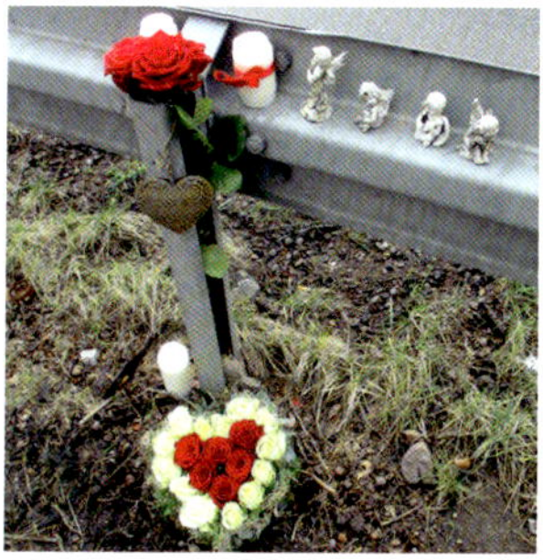

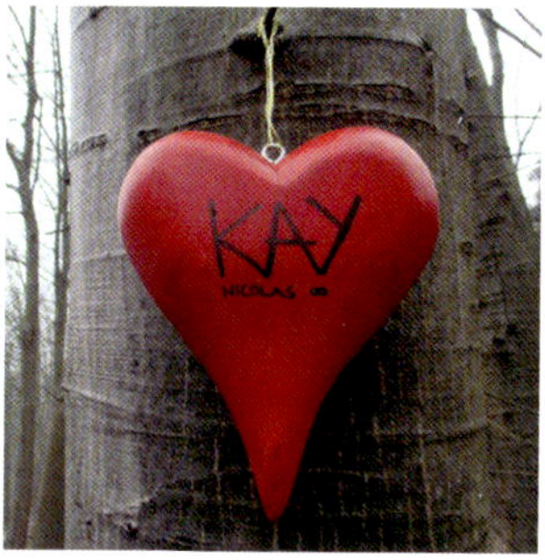

Unfallstelle

Herz am Unfallort

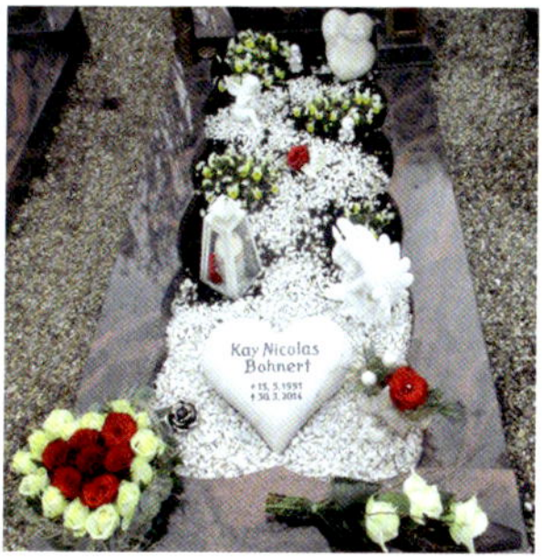

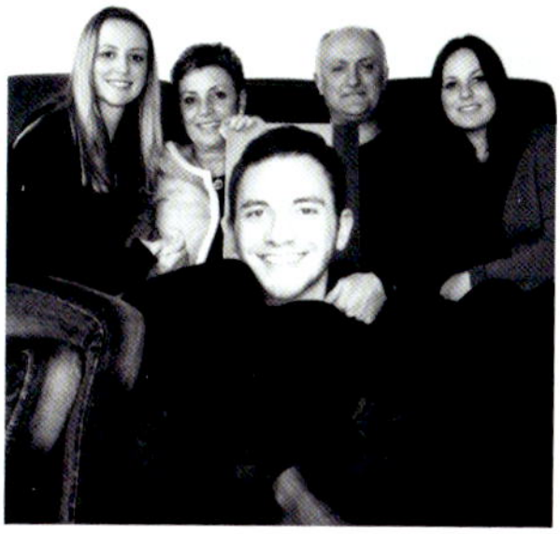

Grab am 1. Todestag

30. März 2015

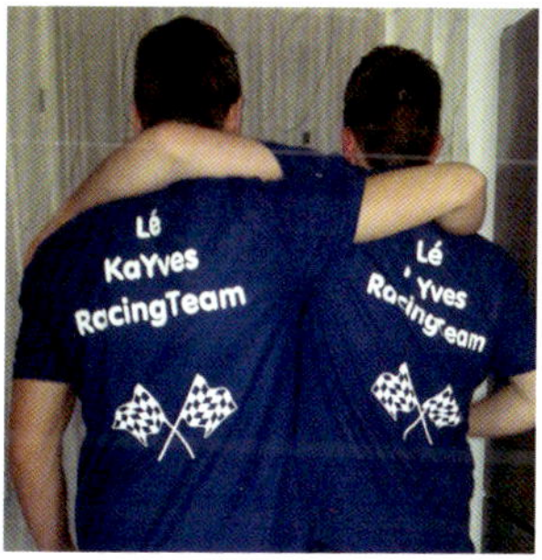

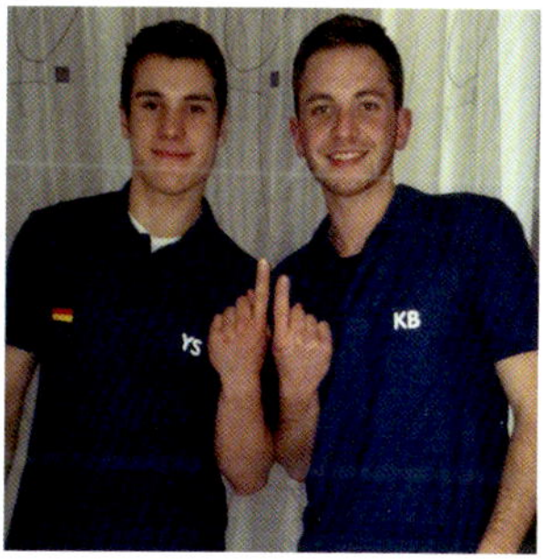

Das ‚LeKaYves Racingteam' - T-Shirts

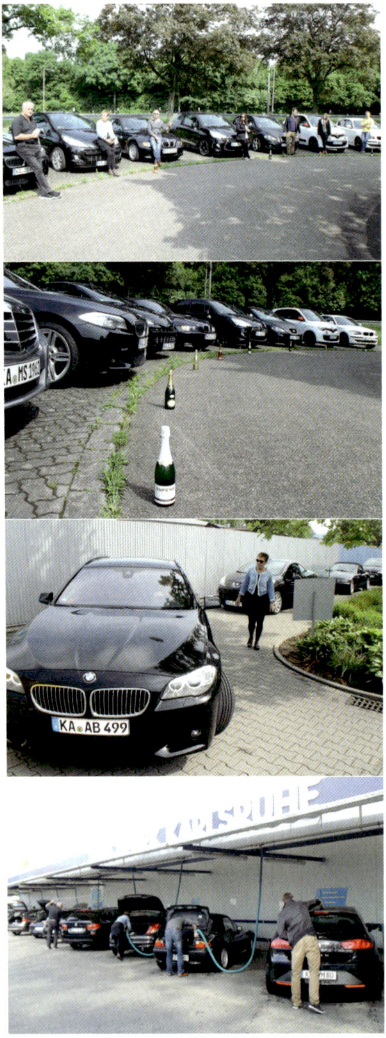

Geburtstag 15. Mai 2015

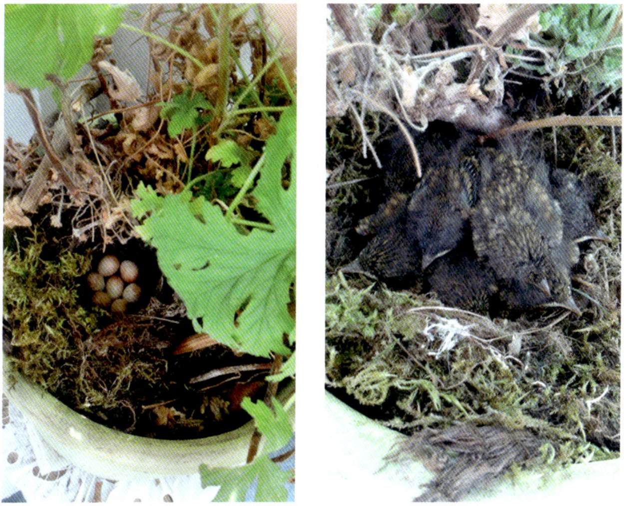

Muttertag 2015

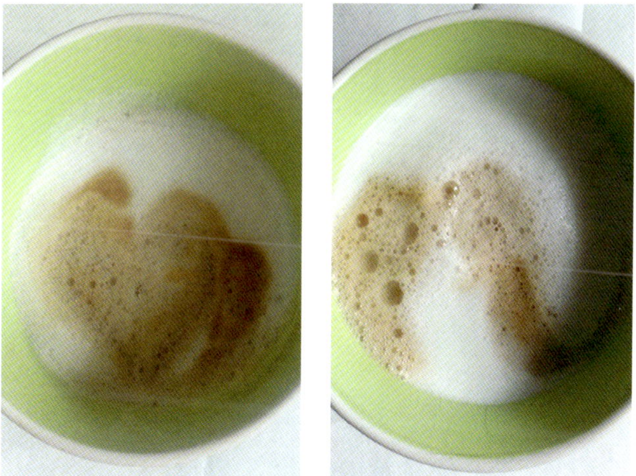

27. Juni 2015 – nach meinem Traum mit Kay

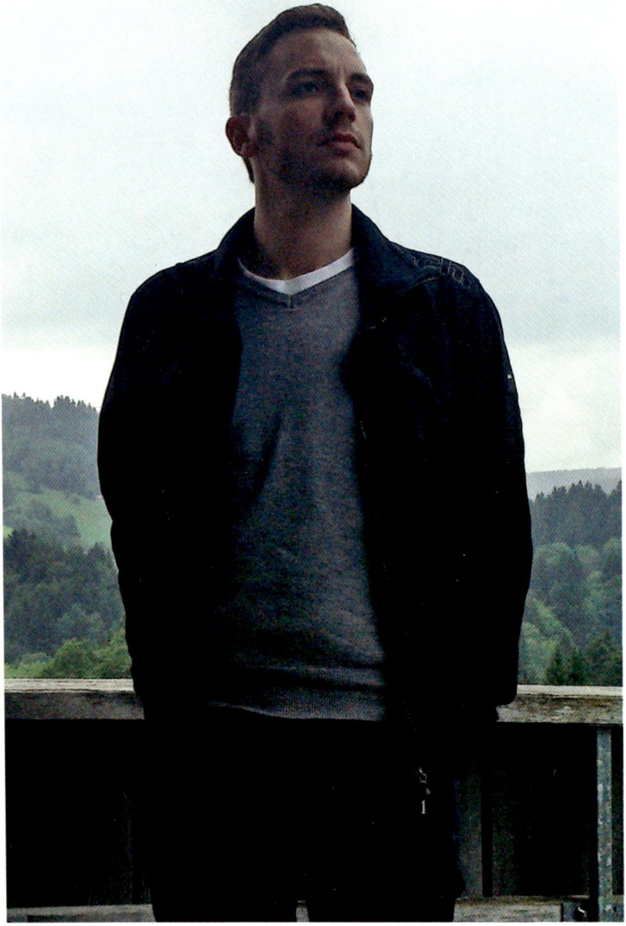